# PETITE INTRODUCTION À L'ANTHROPOLOGIE MÉDICALE ET DE LA SANTÉ

## PERSPECTIVES CONTEMPORAINES

Santé & Anthropologie

# Petite introduction à l'anthropologie médicale et de la santé

## Perspectives contemporaines | Tome 1

Sous la direction de Philippe Bonneels
& Antoine Laugrand

ACADEMIA

Illustration de couverture : Virginie Gilbert

D/2025/4910/45
ISBN : 978-2-8061-3955-9


Rue du Poirier, 10
B-1348 Louvain-la-Neuve



**www.editions-academia.be**

AVANT-PROPOS

# LA GENÈSE D'UN PROJET, UN CERTIFICAT UNIVERSITAIRE ET UN OUVRAGE COLLECTIF EN ANTHROPOLOGIE MÉDICALE ET DE LA SANTÉ

Ce recueil est le fruit d'une aventure humaine et intellectuelle, d'une prise de conscience et d'une volonté de combler un manque scientifique, sociétal, et médical.

Tout a débuté par une rencontre fortuite : le doyen de la Faculté des sciences sociales de l'UCLouvain Olivier Servais, le Président du Centre académique de médecine générale Cassian Minguet, et un anthropologue infirmier spécialisé Philippe Bonneels. En mettant en commun leurs observations, ils ont fait un constat partagé : il n'existe pas en Belgique francophone de formation universitaire intégrant les savoirs des sciences sociales et ceux du domaine de la médecine, en particulier de la médecine générale.

> “ Comme le souligne l'anthropologue Laurent Vidal, « L'anthropologie et la médecine ont des points communs, mais ont eu longtemps du mal à collaborer »[1]. ”

Forts de cette conviction, ils ont entrepris une série d'entretiens avec des professionnels de terrain : il y a un besoin

1. Vidal, L. (2008). L'anthropologie au cœur de la médecine, *Medecines/Sciences*, 24 : 879 ; <https://www.medecinesciences.org/en/articles/medsci/pdf/2008/11/medsci20082410p879.pdf>.

criant de formations transversales en anthropologie et santé. Sur des coins de table, entre deux réunions, passionnés, ils ont esquissé un programme, obtenu un agrément et développé un cursus novateur, sous la forme d'un certificat universitaire qui a vu le jour le 10 octobre 2024, inauguré par la Professeure Françoise Smets, Rectrice de l'UCLouvain.

Le Certificat d'Université en Anthropologie médicale et de la santé (UCAMS) est un programme proposé conjointement par la Faculté des sciences économiques, sociales, politiques et de communication (ESPO) et la Faculté de médecine et médecine dentaire (MEDE) en partenariat avec le Centre Académique de Médecine générale (CAMG). Destiné aux professionnels de la santé, il examine les relations entre cultures, sociétés et pratiques médicales afin d'approfondir la compréhension des facteurs socio-culturels impactant la santé et la maladie. Cette formation favorise une compréhension plus globale des patients, des soignants et de leur(s) culture(s) au travers d'une démarche interdisciplinaire. En particulier, elle encourage un dialogue approfondi entre anthropologues, médecins et professionnels de la santé.

Parallèlement, l'idée d'une collection et d'un ouvrage collectif a pris forme. La collection « Santé & Anthropologie » est née, et cet ouvrage en est la genèse, fruit d'une collaboration passionnée et passionnante entre médecins et anthropologues. L'objectif est de créer un outil de formation évolutif, un point de départ pour un dialogue continu, et un espace de réflexion où les savoirs se croisent et s'enrichissent mutuellement.

En achevant la première édition du Certificat universitaire en anthropologie médicale et de la santé (2024-2025), l'énergie créative est palpable, et l'enthousiasme des participants et intervenants pousse à aller encore plus loin. Un second ouvrage, enrichi par les expériences et les réflexions issues des trois premières années du Certificat universitaire en anthropologie médicale et de la santé, sous la direction de son comité scientifique et d'accompagnement, est déjà en vue, tandis qu'un troisième ouvrage, axé sur la méthodologie, est lui aussi déjà en préparation.

Ce premier tome reflète la structure du Certificat, reprenant les chapitres du cours comme un fil rouge reliant théorie et pratique.

Le premier axe a été choisi parce qu'il était au centre des premières discussions, et en particulier de la question suivante : pourquoi les anthropologues mettent-ils un pluriel à « médecine », à « culture », et à « santé », alors que les médecins pas ?

Au sein de l'anthropologie médicale et de la santé, nous sommes directement plongés au cœur des pluralités : pluralité des médecines, des santés, des soins et des cultures. Il s'agit aussitôt de déconstruire les évidences, d'explorer les marges, de donner voix aux savoirs tacites et aux expériences vécues des patients et soignants. Comment les représentations culturelles du corps, de la maladie, et de la santé façonnent-elles les pratiques de soin en Belgique et ailleurs ?

Beaucoup de médecins défendent l'idée d'une médecine unique, fondée sur l'idéal d'une science universelle, tandis que les anthropologues insistent sur la diversité des médecines, enracinées dans des contextes culturels spécifiques. C'est précisément cette tension qui a donné lieu au titre de l'axe « Médecine(s), santé(s), soin(s) et culture(s) ». Ce choix volontairement provocateur, avec le « s » entre parenthèses, vise à susciter le débat et à construire des connaissances à partir d'un dialogue entre différentes perspectives, ouvrant ainsi un espace où les différentes voix peuvent s'exprimer et se confronter, dans le respect et la rigueur scientifique.

**Pourquoi l'anthropologie médicale et de la santé est-elle essentielle pour les soignants ?**

- Pour comprendre les patients : en prenant en compte leurs représentations culturelles de la maladie, de la santé, du soin et du corps.
- Pour améliorer la relation soignant-soigné : en intégrant des approches plus empathiques et en évitant les jugements ethnocentriques.
- Pour gérer les transformations du système de santé : en s'adaptant aux défis du numérique, aux crises sanitaires et aux évolutions des attentes sociétales.
- Pour lutter contre les inégalités de santé : en développant des approches inclusives et en tenant compte des déterminants sociaux de la santé.

Cette « Petite introduction d'anthropologie médicale et de la santé » s'adresse aux soignants, étudiants et chercheurs, en leur offrant des outils conceptuels et méthodologiques pour naviguer dans la complexité des représentations du corps, de la maladie, de la santé, et du soin à travers les cultures. Il se veut une introduction accessible, mais rigoureuse à ces problématiques. Il rassemble les contributions de spécialistes de divers horizons : anthropologues, sociologues, et praticiens engagés dans l'étude des dynamiques médicales contemporaines et des pratiques de soin.

Ces questions, loin d'être abstraites, trouvent des résonances concrètes dans les réalités de terrain. Elles nous invitent à repenser nos pratiques, à développer une écoute attentive et un regard critique, à construire des ponts entre les savoirs et les expériences. Cet ouvrage se veut une invitation à poursuivre ce dialogue, à explorer ces territoires inexplorés, à construire ensemble une anthropologie médicale et de la santé, pour plus de dialogue, d'humanité et d'inclusion.

Philippe Bonneels, Antoine Laugrand,
Olivier Servais, Cassian Minguet.

INTRODUCTION

# VERS UNE ANTHROPOLOGIE MÉDICALE ET DE LA SANTÉ CONTEMPORAINE : HÉRITAGES ET ENJEUX ACTUELS

> “ En tant qu'anthropologue praticien, vous avez toujours à l'esprit la question « En quoi l'anthropologie peut aider à répondre aux besoins de mon client, et à atteindre ses objectifs ? » (ethnography.com) ”

Ce livre découle d'un double constat. D'abord, celui que le monde de la santé est en pleine transformation. Ensuite, que l'anthropologie comme méthode et comme épistémologie permet de repenser les pratiques de soin. Ces transformations sont multiples et complexes. En voici quelques-unes qui sont abordées par les contributeurs de cet ouvrage.

Aujourd'hui, les migrations globales et la croissance des nationalismes populistes et xénophobes apportent des enjeux pas tout à fait inédits de l'interculturalité, mais décidément non résolus. Pour la santé, la question suivante se pose : comment prendre soin de patients qui viennent d'ailleurs, développent des maux inconnus des médecins (parfois appelées « maladies culturelles »), ou reçoivent des diagnostics qui ne font pas sens pour les concernés ?

L'entrée du monde de la santé dans le néolibéralisme transforme fondamentalement les pratiques et l'imaginaire de soin. Les dysfonctionnements du système de santé moderne mettent en évidence la tendance à une approche déshumanisée et bureaucratique qui nuit à la qualité des soins (Jaffré & Olivier de Sardan, 2003). Le soin n'est plus une relation, mais devient un service rémunéré d'un professionnel à un client. Ce changement de paradigme entraîne une perte de sens pour les patients qui attendent plus qu'un service transactionnel, et pour les soignants qui souffrent d'un manque croissant de reconnaissance (Bonneels, 2022, 2023).

## 1. Quête de sens, mutations technologiques et médecines alternatives

L'arrivée de nouvelles technologies médicales hyper spécialisées et l'accès libre à l'information apportent deux éléments contradictoires. D'un côté, chaque branche de la médecine se spécialise, employant des outils inaccessibles aux autres corps du métier et au grand public. De l'autre, n'importe qui doté d'une connexion Internet peut se renseigner sur les traitements de médecine, observer ses symptômes et s'auto-diagnostiquer, faisant que tout un chacun imagine avoir la capacité de se soigner. De plus, les avancées les plus récentes des technologies d'intelligence artificielle permettent d'accéder à des savoirs, à des textes dans d'autres langues et appartenant à toutes les régions du monde, à des connaissances qui étaient parfois peu ou pas connues des médecins.

Ces transformations sont paradoxales à une ère où la mode est au fitness et au bien-être. En témoigne la phobie du gras et du sucre au profit d'une obsession pour la consommation de protéines et l'abonnement à la salle de gym, ainsi que l'écoute sans précédent des influenceurs et coachs de santé et de bien-être auto-proclamés. Société moderne, urbaine et largement sédentaire, nous sommes ici en grand nombre bien éloignés d'un mode de vie rural et des perspectives autochtones où le gras occupe une place de choix dans l'alimentation et où un corps gras est considéré comme un corps sain (Laugrand, 2023). Nous voyons bien ici aussi en quoi les questions du corps et de ce qu'est (ou devrait être) l'état de santé (ou son inverse) est une préoccupation d'abord culturelle (Laurent, 2010). L'anthropologue Jeanne Favret-Saada a ouvert de nouvelles voies pour comprendre des phénomènes sociaux souvent marginalisés comme ceux de la sorcellerie en France métropolitaine, en insistant sur l'expérience vécue et la subjectivité des acteurs (Favret-Saada, 1977 ; Favret-Saada, 2004 ; Favret-Saada, 2009).

La pandémie de Covid-19 et ses effets à court et moyen terme ont notamment révélé des transformations non seulement médicales, mais également sociétales et globales (Hermesse *et al.*, 2020 ; Bonneels, Servais *et al.*, à paraître) qui se sont mis en place depuis plusieurs décennies. La résistance à la vaccination, ou encore la méfiance envers les campagnes de santé publique ont révélé l'influence grandissante de la désinformation et des « fake news », mais également de la résistance des populations à la médecine qui plus que jamais doutent de son efficacité, questionnant son autorité et sa vertu, et critiquant ses raisons financières.

Dans ce monde urbain, nous assistons également à une crise identitaire sans précédent, au profit d'un réenchantement du monde moderne et naturaliste via des médecines alternatives, ou parfois même de véritables arnaques professionnelles mises en place par des influenceurs rémunérés par des entreprises[2]. Ces alternatives de soin s'avèrent souvent être marquées culturellement par leur provenance d'ailleurs : yoga indien, acupuncture chinoise, ou encore séances néo-chamaniques d'Ayahuasca en Amazonie.

2 Voir, par exemple, le scandale de la bloggeuse « gourou » de bien-être Belle Gibson qui affirmait avoir soigné ses cancers par un mode de vie « santé », en diabolisant la biomédecine. Il s'avère qu'elle n'a jamais eu de cancer. Voir : <https://apnews.com/article/belle-gibson-netflix-apple-cider-vinegar-australia-influencer-2c683dea3b06e204b261ba3d83919ad2>.

De manière plus globale, la multiplication des épidémies zoonotiques (Laugrand et Laugrand, 2023) et l'entrée dans ce que Bartholeyns (2021) a appelé l'ère du Pathocène, pose la question du lien entre la destruction des environnements « naturels » – et donc du rapprochement des espèces « sauvages » et de l'être humain urbanisé –, de l'exploitation industrielle du bétail qui constitue dans ces conditions sanitaires amenuisées d'un hôte zoonotique idéal vers l'être humain, et de la santé publique qui subit des épidémies mondiales de plus en plus fréquentes.

Les systèmes de santé modernes sont ainsi confrontés à des transformations majeures. Qu'il s'agisse de l'impact des nouvelles technologies, des crises sanitaires, des inégalités d'accès aux soins ou encore des diversités culturelles et sociales qui influencent les pratiques de soin, il devient essentiel pour les soignants et professionnels de la santé de s'ouvrir à des approches inter et transdisciplinaires. L'anthropologie médicale et de la santé, en tant que champ de recherche à l'intersection des sciences sociales et médicales, propose des outils conceptuels et méthodologiques permettant d'appréhender la complexité des expériences de la maladie, des pratiques de soins et des interactions entre patients et soignants, mais aussi dans l'interaction avec le système dans lequel il exerce.

Par ses méthodes d'observation participante, de relations avec ses interlocuteurs, mais également d'épistémologie et de réflexion sur ses pratiques, l'anthropologie s'avère être une science particulièrement féconde pour notre objet. Si la médecine et l'anthropologie se sont longtemps regardées de loin avec méfiance, nous proposons au contraire que leur alliance est non seulement utile, mais indispensable pour repenser les pratiques de soin contemporaines en mêlant ici culture, technologie, et ontologie.

## 2. Fondements et sous-champs de l'anthropologie médicale et de la santé

L'anthropologie médicale, champ d'étude dynamique et en constante évolution, trouve ses racines dans l'œuvre pionnière de l'anthropologue, neurologue et psychiatre britannique W.H.R. Rivers (1924, 1926). Ce champ s'est divisé par la suite en de nombreux sous-champs, marqué par les différents contextes sociaux, politiques, et théoriques, mais aussi géographiques et linguistiques de la discipline. L'approche holistique de Rivers, qui reconnaissait l'imbrication des systèmes médicaux avec les dimensions sociales, culturelles, magiques et religieuses, a jeté les bases d'une compréhension de la santé et de la maladie dépassant le strict cadre biologique.

Les travaux de Claude Lévi-Strauss (1949, 1962) ont particulièrement marqué la discipline, et permis de déconstruire les discours racistes et évolutionnistes, rejetant l'idée que les sociétés contemporaines puissent être comparées à différents stades d'évolution linéaire. Pour cet anthropologue français, toutes les sociétés ont des structures sociales et mentales complexes, même si elles sont différentes. Les humains partagent ainsi des modes de pensée similaires basés sur des structures cognitives. Dans *La pensée sauvage*, Lévi-Strauss (1962) montre que la pensée des sociétés dites « primitives » est aussi rationnelle, logique et structurée que celle des sociétés modernes. Dans ces milieux, les humains utilisent ce qui est directement disponible dans leur environnement (plantes, animaux, éléments naturels) pour construire des classifications, des systèmes de sens. C'est une pensée pratique, sensible, concrète, mais très organisée. La « pensée sauvage » classe, ordonne, explique le monde tout comme la science, mais avec d'autres outils : par exemple, les mythes, les récits, les symboles. Ces travaux ont rapidement stimulé les anthropologues à s'intéresser aux systèmes de classement des sociétés humaines, et à leurs façons de penser le corps, la maladie, la santé, et les façons d'en prendre soin.

Les anthropologues se sont largement intéressés aux ethnomédecines (Pourchez, dans cet ouvrage) et aux conceptions autochtones de la maladie, ce qui a donné lieu à de nombreux travaux, notamment au Canada (Bibeau, 1979 ; Corin, 1990, 2017 ; Genest, 1978 ; Muller 1978), et en France (Laplantine, 2003 ; Laplantine & Rabeyron, 1987 ; Laplantine, 1984 ; Le Breton, 2002, 2011, 2012). Les travaux d'Ellen Corin (Corin, 2017) sur les expériences de la maladie mentale (comme les psychoses) et les processus de guérison (notamment la possession) en Afrique sont fondateurs en ce qu'ils ont éclairé les dimensions culturelles et sociales de la santé mentale. Ces recherches sont inspirées de l'ethnopsychiatrie de Georges Devereux (1970) et de son successeur Tobie Nathan (1998). Ce travail permet d'articuler les facteurs culturels et la compréhension des troubles mentaux. Dans cette voie, Tobie Nathan (1998) a poursuivi et développé l'ethnopsychiatrie clinique, en proposant des approches de prise en charge transculturelle qui tiennent compte des contextes d'origine et des systèmes de significations des patients. Ces contributions soulignent la nécessité d'une approche de la santé mentale qui intègre la dimension culturelle pour une compréhension plus fine et des interventions plus adaptées.

Dès ses fondements, l'anthropologie médicale a été enrichie par des perspectives théoriques novatrices pour comprendre les cadres sociaux et culturels de la santé et de la maladie. L'œuvre de Mary Douglas (1966, 1992) a apporté un éclairage sur le rôle des institutions et des systèmes de classification dans la définition du danger et de la pollution. Son analyse de la manière dont les sociétés catégorisent ce qui est « propre » et « impur », ce qui relève de l'ordre et du désordre, influence profondément les perceptions du corps, de la maladie et des pratiques de guérison. En soulignant comment les institutions créent et maintiennent des frontières symboliques, Douglas offre un cadre essentiel pour analyser les jugements moraux et les anxiétés sociales qui s'expriment autour de la santé, des épidémies et des transgressions corporelles.

Les travaux d'Arthur Kleinman (1980, 1988) en anthropologie médicale ont montré l'importance de « modèles explicatifs », des patients et des soignants, en soulignant les divergences culturelles dans la compréhension de la maladie. Cet anthropologue a notamment proposé de distinguer la souffrance selon différentes perspectives : « illness » (point de vue du patient), « disease » (point de vue du praticien), et « sickness » (point de vue d'une culture). Son emphase sur les « récits de maladie » (illness narratives) a révélé comment les individus donnent sens à leur souffrance à travers des constructions sociales et culturelles, influençant leurs parcours de soins et leurs choix thérapeutiques dans un contexte de pluralité médicale.

Le travail d'Allan Young (1997) a profondément marqué l'anthropologie médicale, notamment par son exploration des traumatismes psychologiques et de leur inscription culturelle. S'appuyant sur des études de cas détaillées, il a mis en lumière comment les catégories diagnostiques et les expériences de souffrance psychique sont façonnées par des contextes sociaux, historiques et politiques spécifiques. Son approche a souligné la dimension narrative et performative du traumatisme, montrant comment les individus et les sociétés donnent sens et expriment la détresse à travers des récits culturels et des pratiques sociales, remettant en question les universalismes psychologiques et enrichissant notre compréhension des liens complexes entre l'esprit, le corps et la culture.

L'anthropologie médicale nord-américaine a elle été particulièrement prolifique sur les questions biologiques en médecine, notamment l'épigénétique, le vieillissement et la mort (Lock, 1993, 2002, 2015), les systèmes symboliques et l'herméneutique (Good, 1994), les rituels (Turner, 1969), les pratiques sexuelles (Pigg, 2001), les constructions sociales du genre dans la science et la médecine (Martin, 1987, 1994), les dynamiques de pouvoir dans les interventions de santé globale (Pigg, 1995), la vulnérabilité sociale et le biopolitique (Biehl, 2005, 2007), la vaccination, les inégalités sociales et la santé globale (Farmer, 2005), la santé publique et l'économie politique de la santé (Holmes, 2013 ; Singer, 2019).

En Europe, l'anthropologie de la santé est une « évolution, née dans les années 2000, de l'anthropologie médicale et de l'anthropologie de la maladie » (Pourchez, ce livre). Les anthropologues se sont intéressés aux xénogreffes (Rémy, 2009), à la morale (Fassin, 2007, 2013), à la transmission des zoonoses et aux épidémies (Fairhead, 2018 ; Lynteris, 2019 ; Keck, 2021 ; Laugrand et Laugrand, 2023 ; Laugrand *et al.*, 2023), et à l'éthique (Desclaux & Sarradon-Eck, 2008 ; Desclaux, 2008).

Des figures telles que R. Massé (1995, 2015) et D. Fassin (1996, 2000, 2001, 2004, 2005, 2018) ont élargi le champ en intégrant des perspectives critiques sur les politiques de santé et les inégalités sociales. Sylvie Fainzang (1999) a analysé l'anthropologie médicale dans les sociétés occidentales, tandis que Saillant et Genest (2005) ont édité *Anthropologie médicale : ancrages locaux, défis globaux*, un ouvrage de référence sur l'anthropologie médicale.

L'anthropologie médicale contemporaine est marquée par une analyse critique des enjeux de pouvoir qui traversent le champ de la santé. L'influence de Michel Foucault (1976) sur le biopolitique et le pouvoir médical a permis de décrypter les mécanismes de contrôle et de régulation des populations à travers les dispositifs de santé. Cette perspective a été enrichie par l'œuvre de Veena Das (2007) qui, en étudiant la violence structurelle et les expériences de marginalisation dans les contextes postcoloniaux, offre des outils pour comprendre les inégalités sociales de santé. Paul Farmer (2005) a également engagé la discipline dans une critique des inégalités et de la violence structurelle comme déterminants majeurs de la santé globale, plaidant pour une anthropologie appliquée et engagée.

D'autres contributions ont élargi cette compréhension critique. João Biehl (2005, 2007) a analysé les expériences de vulnérabilité sociale et les enjeux biopolitiques liés à l'accès aux soins et à la citoyenneté dans des contextes de marginalisation. Didier Fassin (2007, 2013) a aussi apporté des éclairages sur la raison humanitaire et les inégalités sociales de santé, offrant des outils pour analyser les dimensions éthiques et politiques des enjeux contemporains. Deborah Lupton (1995, 2000) a analysé la construction sociale de la médecine et du corps, mettant en lumière l'« impératif de la santé » et les formes de régulation corporelle dans nos sociétés contemporaines, rejoignant ainsi les réflexions sur la manière dont les catégories et les expériences de santé sont socialement façonnées.

Dans le prolongement de ces travaux, l'anthropologie médicale et de la santé contemporaine, telle qu'elle émerge au début des années 2000, s'inscrit dans une perspective élargie, intégrant les acquis de l'anthropologie de la maladie et s'engageant dans une analyse des défis contemporains du secteur de la santé. Face à des pratiques de soins en rapide mutation, l'intégration des sciences humaines apparaît plus que jamais essentielle pour saisir la complexité des interactions entre santé, culture et société.

## 3. Les contributions de l'ouvrage

Conscients de ne pas pouvoir retracer l'ensemble des travaux fondateurs de l'anthropologie de la médecine et de la santé – un travail de méta-analyse qui reste à accomplir – nous souhaitons ici esquisser une trajectoire nécessairement partielle, mais offrant un point de contextualisation bibliographique pour accompagner le lecteur et aborder les contributions présentées dans ce livre. L'ouvrage vise à fournir aux soignants, étudiants et chercheurs des outils conceptuels et méthodologiques pour mieux appréhender la diversité des représentations du corps, de la maladie et du soin à travers les cultures. En mettant en dialogue savoirs biomédicaux et perspectives anthropologiques, cet ouvrage offre aux étudiants en médecine, aux professionnels de santé et aux chercheurs une grille de lecture précieuse pour mieux comprendre les multiples dimensions du soin et améliorer la relation thérapeutique.

C'est en ce sens que nous avons intitulé cet ouvrage, « Petite introduction à l'anthropologie médicale et de la santé », qui s'inscrit dans cet effort de convergence entre les sciences humaines et les sciences médicales et de la santé. Nous rendons hommage à l'œuvre de pionniers comme Jean Benoist (2002-2024), dont la « Petite bibliothèque d'anthropologie médicale » a marqué le champ.

La multiplication des recherches récentes en anthropologie médicale et de la santé, tant dans les milieux anglophones que francophones, et en particulier depuis la pandémie de Covid-19 – qui a déclenché une folie de questionnements, de financements et de recherches sur la santé –, témoignent de la dynamique de cette discipline en constante évolution, portée vers les défis contemporains de la santé mondiale.

À une époque où les pratiques de soins sont confrontées à des défis majeurs et à des transformations rapides, l'intégration des sciences humaines dans le secteur de la santé est devenue plus essentielle que jamais. Nous élargissons ici le champ d'étude en incluant les dimensions de l'anthropologie de la santé, et en tenant compte des travaux contemporains qui mettent l'accent sur l'interaction dynamique entre santé, culture et société. L'anthropologie médicale et de la santé ne se limite pas à l'examen des systèmes de soins traditionnels, mais englobe désormais des thématiques plus vastes, telles que les expériences vécues de la maladie, les récits de soin et les modalités d'interaction au sein des systèmes de santé de toute la planète.

Au sein de cet ouvrage, nous cherchons à questionner la médecine non seulement comme une série de pratiques techniques, mais comme un phénomène social dynamique, profondément ancré dans des contextes culturels et historiques. La diversité des systèmes de santé, ainsi que la manière dont la société et la culture façonnent nos compréhensions de la maladie, sont des axes essentiels qui seront explorés à travers les contributions de cet ouvrage. Ces réflexions nous amènent à envisager les soins comme une co-construction entre soignants et soignés, où les valeurs culturelles et les histoires individuelles jouent un rôle clé.

En résonance avec l'histoire de l'anthropologie médicale et ses développements récents, cet ouvrage se veut une invitation à approfondir notre compréhension des défis contemporains en matière de santé. Nous espérons ainsi contribuer à un renouveau des pratiques médicales qui respectent et répondent aux réalités vécues par les patients, tout en facilitant un dialogue enrichissant entre les sciences médicales et les sciences humaines. L'analyse des dynamiques culturelles et sociales à l'œuvre dans le domaine de la santé est cruciale pour affronter les enjeux actuels et construire un avenir plus inclusif dans le soin. Nous vous invitons à plonger dans cette réflexion collective, où chaque contribution vise à enrichir notre compréhension de la santé et de la maladie dans un monde interconnecté.

## 4. Structure de l'ouvrage : une exploration thématique des enjeux contemporains

Structuré en cinq parties, le livre se veut une introduction accessible, mais rigoureuse aux problématiques de santé contemporaines. Il rassemble les contributions de spécialistes de divers horizons : anthropologues, sociologues, et praticiens engagés dans l'étude des dynamiques médicales contemporaines et des pratiques de soin dans divers contextes.

Le premier axe, *Médecine(s), santé(s), soin(s) et culture(s)*, explore les manières dont les cultures influencent les représentations et pratiques de soin, en mettant en évidence la pluralité des pratiques et leurs effets positifs sur les sociétés qui en bénéficient.

**Laurence Pourchez** définit l'ethnomédecine comme discipline, montrant l'importance des représentations culturelles dans les parcours de soins s'appuyant sur une approche d'ethnomédecine. Elle souligne que les patients ne se réfèrent pas uniquement à la biomédecine, mais mobilisent diverses médecines traditionnelles ou alternatives. L'ethnomédecine permet de comprendre ces recours en analysant les modèles d'interprétation de la maladie, les classifications du mal et les rôles des thérapeutes selon les contextes culturels. Elle plaide pour une meilleure intégration de ces savoirs dans les pratiques médicales afin de construire une véritable alliance thérapeutique.

**Laurent Marty** explore le dialogue entre anthropologues et professionnels de santé à travers la notion de « compagnonnage ». En s'appuyant sur des récits de praticiens et de patients, il analyse comment ces interactions permettent de réinterroger les normes biomédicales et d'ouvrir la médecine à des formes de soin plus attentives à la subjectivité des patients. L'anthropologie devient ainsi un outil d'accompagnement et de réflexion pour les soignants dans leur pratique quotidienne.

**Cassian Minguet** aborde l'interaction entre la médecine générale et l'anthropologie médicale. Il définit l'anthropologie comme l'étude des dimensions humaines à travers un prisme holistique, créant un lien pertinent avec la pratique médicale qui adopte une approche globale des patients. Minguet souligne l'importance d'intégrer les connaissances anthropologiques pour comprendre les enjeux socio-culturels liés à la santé, notamment dans un contexte de soins diversifié. En mettant en avant l'impact des préjugés culturels sur la pratique des médecins généralistes et la nécessité d'une formation transculturelle, il plaide pour un rapprochement entre les deux disciplines, permettant ainsi d'enrichir la pratique médicale et d'améliorer la qualité des soins fournis aux patients.

**Antoine Laugrand** et **Philippe Bonneels** analysent les relations soignants-soignés chez un groupe autochtone (Philippines) qui découvre la médecine européenne. Ils mettent en avant l'importance de la réciprocité dans les pratiques de soin locales et dénotent son absence au sein de la biomédecine. Leur travail illustre comment la combinaison des pratiques est possible, et la prise en compte des dynamiques sociales comme celles du don et du contre-don, permet d'améliorer la relation de soin.

Le deuxième axe, *Médecine, technologie et anthropologie*, s'intéresse aux manières dont les technologies numériques transforment les pratiques médicales, ainsi que leur impact sur les rapports humains et sociaux.

**Olivier Servais** propose une approche croisée, questionnant la manière dont la technologie numérique modifie les pratiques médicales et les relations entre praticiens et patients. À l'ère des données massives et des plateformes de santé numérique, il est crucial d'interroger les implications éthiques et sociales de ces changements. Comment la médecine peut-elle intégrer efficacement ces nouveaux outils sans déshumaniser l'expérience du soin ?

**Sarah Sandré** analyse l'impact direct des innovations sur les soins. Elle mettra en lumière comment ces technologies influencent le quotidien des professionnels de santé et des patients, en apportant tant des bénéfices que des défis.

L'innovation ne se limite pas à l'efficacité, mais soulève également des questions sur l'accessibilité, le droit à la santé et l'équité dans les soins.

**Philippe Bonneels** nous emmène au cœur de la pandémie de COVID-19 pour explorer comment les pratiques de soins ont été redéfinies par l'urgence et par l'usage des technologies. Ce contexte inédit a révélé à la fois les failles et les forces des systèmes de santé, tout en illustrant l'importance d'une approche empathique et humaniste dans la médecine.

Le troisième axe, *L'anthropologie de la médecine : explorer le monde social des soignants*, aborde la manière dont les soignants eux-mêmes perçoivent leur pratique et leur rôle.

**Aline Sarradon-Eck** nous invite à ethnographier le monde social de la médecine générale, révélant comment les interactions entre praticiens et patients façonnent l'expérience de la maladie. À travers des études de cas, elle démontre que les consultations sont des espaces de négociation où se rencontrent et s'affrontent des attentes diverses, influençant la qualité du soin prodigué. Elle met en évidence les dilemmes éthiques, les tensions entre expertise biomédicale et attentes des patients, et les stratégies mises en place par les soignants pour naviguer dans cet univers complexe.

**Simon Lemaire** aborde la question de l'identité du patient dans un contexte de stigmatisation. À partir des travaux de François Romijn, Baptiste Brossard et ses propres ethnographies du discrédit en régime conjonctif, il illustre comment les expériences de maladie sont médiatisées par des rapports de pouvoir et des constructions sociales. Il analyse la légitimité de la parole des malades et les effets de cette reconnaissance – ou de son absence – sur l'expérience vécue de la maladie. Cette approche soulève des interrogations sur la dignité, la reconnaissance et le rôle du récit personnel dans le parcours de soin.

**Naajiyah Kathrada** s'intéresse au chemsex, qui désigne l'utilisation de substances psychoactives dans un contexte sexuel, principalement observé chez les hommes ayant des relations avec d'autres hommes (HSH). À travers des entretiens semi-dirigés, Kathrada révèle que certains participants perçoivent le chemsex comme un espace de liberté, tandis que d'autres le voient comme une dépendance potentiellement dangereuse, souvent associée à divers effets secondaires.

Le quatrième axe, *L'inégalité dans les soins de santé : comprendre et agir*, interroge le rôle majeur des inégalités sociales et économiques dans l'accès aux soins et la qualité des prises en charge.

**Catherine Dans** approfondit l'analyse des inégalités sociales en santé en identifiant les obstacles structurels et institutionnels qui freinent l'accès aux soins. Elle montre que comprendre ces déterminants est essentiel pour élaborer des politiques de santé plus justes et inclusives.

**Marilyne Peyroche** défend l'importance du récit et de l'écoute dans la relation thérapeutique. En partageant son expérience de patiente et de soignante, elle montre comment la médecine narrative réhumanise le soin, redonne du sens aux pratiques médicales et rétablit le patient comme acteur de sa trajectoire de santé.

Le cinquième axe, *Une approche critique et interdisciplinaire pour l'avenir*, propose une réflexion sur la collaboration entre anthropologie et médecine.

**Patricia Hudelson**, anthropologue médicale, revient sur ses près de 25 années passées aux Hôpitaux Universitaires de Genève, où elle a mis en pratique les concepts et méthodes de l'anthropologie médicale pour améliorer la communication entre patients et soignants dans un contexte multiculturel. Elle partage ses réflexions sur les défis rencontrés pour construire un rôle et une identité professionnels dans un contexte sans chemin tracé.

La médecine et l'anthropologie, trop souvent perçues comme des disciplines cloisonnées, gagnent à s'enrichir mutuellement pour repenser la relation thérapeutique, intégrer les savoirs locaux et favoriser une approche plus humaniste du soin.

À travers ces cinq axes, nous espérons offrir une introduction stimulante et accessible à l'anthropologie médicale et de la santé, et inciter le lecteur à explorer les contributions qui suivent pour enrichir sa compréhension des enjeux cruciaux du soin contemporain.

Antoine Laugrand & Philippe Bonneels

## Bibliographie

Bartoleyns, G. (2021). *Le hantement du monde : Zoonoses et pathocène*, Bellevaux, Dehors.

Benoist, J. (2002-2024). *Petite bibliothèque d'anthropologie médicale*, Les classiques des sciences sociales.

Bibeau, G. (1979). *De la maladie à la guérison : essai d'analyse systématique de la médecine des Angbandi du Zaïre*, Thèse de doctorat, Québec, Presses Université Laval.

Biehl, J. (2005). *Vita : Life of a Brazilian AIDS drug*, University of California Press.

Biehl, J. (2007). « Pharmaceuticalization : AIDS treatment and global health politics », *Anthropological Quarterly*, *80*(4), 1083-1126.

Bonneels, Ph. (2025). « Seduction and Fidelity : Cunning and Power Relationships. An Ethnographic Exploration in an Intensive Care Unit During the Covid-19 Crisis », *Nursing Philosophy*, 26(1).

Bonneels, Ph. (2023). *Santé et néolibéralisme. Bilan et perspectives pour nos droits sociaux*. Conférence débat Bonneels. ULiège, Centre d'action laïque de la Province de Liège.

Bonneels, Ph. (2022). *Que se passe-t-il derrière les portes d'une unité de soins intensifs Covid-19 ? Anthropocène, rapports de pouvoir et mouvements sociaux dans les soins de santé*, Mémoire, UCLouvain.

Bonneels, Ph., Servais, O., De Flandres, D. & E. Paul (à paraître). *Gestion crise ou crise de la gestion ? La syndémie de Covid-19*, Paris, Karthala.

Das, V. (2007). *Life and words : Violence and the descent into the ordinary*, University of California Press.

Corin, E. (2017). *Figures de la souffrance*, Montréal, Les Presses de l'Université de Montréal.

Corrin, E. (1990). « Facts and Meaning in Psychiatry. An Anthropological Approach to the Lifeworld of Schizophrenics », *Culture, Medicine and Psychiatry*, 14(2), 153-188.

Desclaux, A. (2008). « L'éthique médicale appliquée aux sciences humaines et sociales : pertinence, limites, enjeux, et ajustements nécessaires », *Bulletin de la Société de pathologie exotique*, *101*(2), 77-84.

Desclaux, A. & Sarradon-Eck, A. (2008). « Introduction au dossier "L'éthique en anthropologie de la santé : conflits, pratiques, valeur heuristique", *Ethnographiques.org : revue en ligne de sciences humaines et sociales*.

Devereux, G. (1970). *Essais d'ethnopsychiatrie générale*, Paris, Gallimard.

Douglas, M. (1992). *Risk and blame : Essays in cultural theory*, Londres, Routledge.

Douglas, M. (1966). *Purity and danger : An analysis of concepts of pollution and taboo*, Londres, Routledge.

Dozon, J.-P. & D. Fassin (eds) (2001). *Critique de la santé publique. Une approche anthropologique*, Paris, Balland.

Fainzang, S. (1999). « L'anthropologie médicale dans les sociétés occidentales », *Sciences sociales et santé*, *19*(2), 5-28.

Fairhead, J. (2018). « Technology, Inclusivity and the Rogue : Bats and the War Against the "Invisible" Enemy », *Conservation and Society*, 16(2), 170-180.

Farmer, P. (2005). *Pathologies of power : Health, human rights, and the new war on the poor*, University of California Press.

Fassin, D. (2018). *La société qui vient*, Paris, Seuil.

Fassin, D. (2005). « Le sens de la santé », in F. Saillant & S. Genest, *Anthropologie médicale. Ancrages locaux, défis globaux*, Québec, Presses Université Laval, pp. 383-400.

Fassin, D. (2004). « Et la souffrance devint sociale. De l'anthropologie médicale à une anthropologie des afflictions », *Critique*, 2, 16-29.

Fassin, D. (2001). « La globalisation et la santé : éléments pour une analyse anthropologique », in B. Hours, *Systèmes et politiques de santé. De la santé publique à l'anthropologie*, Paris, Karthala, pp. 24-40.

Fassin, D. (2000). « Entre politiques du vivant et politiques de la vie : pour une anthropologie de la santé », *Anthropologie et sociétés*, *24*(1), 95-116.

Fassin, D. (1996). *L'espace politique de la santé : essai de généalogie*, Paris, PUF.

Favret-Saada, J. (2009). Désorceler, Paris, Éditions de l'Olivier.

Favret-Saada, J. (2004). « Glissements de terrains ». Entretien avec Jeanne Favret-Saada, *Vacarme*, 28, 4-12.

Favret-Saada, J. (1977). *Les mots, la mort, les sorts*, Paris, Gallimard.

Foster, G. M. (1978). *Medical anthropology*, États-Unis, John Wiley & Sons.

Foster, G. M. (1983). « An anthropological approach to the prevention of child malnutrition », *Mother and Child Health*, *9*(8), 3-10.

Foster, G. M. (1976). « Disease etiologies in non-western medical systems », *American Anthropologist*, *78*(4), 773-782.

Genest, S. (1978). « Introduction à l'ethnomédecine. Essais de synthèse », *Anthropologie et sociétés*, 2(3) : 5-28.

Good, B. J. (1994). *Medicine, rationality, and experience : An anthropological perspective*, Cambridge University Press.

Hermes, J. *et al.* (2020). *Masquer le monde. Pensées d'anthropologues sur la pandémie*, Louvain-la-Neuve, Academia.

Holmes, S. M. (2013). *Fresh fruit, broken bodies : Migrant farmworkers in the United States*, University of California Press.

Jaffré, Y. & Olivier de Sardan, J.-P. (2003). *Médecine inhospitalière : Les difficiles relations entre soignants et soignés dans cinq capitales d'Afrique de l'Ouest*, Karthala.

Keck, F. (2021). *Les sentinelles des pandémies. Chasseurs de virus et observateurs d'oiseaux aux frontières de la Chine*, Paris, Points.

Kleinman, A. (1988). *The illness narratives : Suffering, healing, and the human condition*, Basic books.

Kleinman, A. (1980). *Patients and healers in the context of culture : An exploration of the borderland between anthropology, medicine, and psychiatry*, University of California Press.

Kleinman, A., Eisenberg, L. & Good, B. (1978). « Culture, illness, and care : Clinical lessons from anthropologic and cross-cultural research », *Annals of Internal Medicine*, *88*(2), 251-258.

Laplantine, F. (2003). « Anthropologie des systèmes de représentations de la maladie : De quelques recherches menées dans la France contemporaine réexaminées à la lumière d'une expérience brésilienne », in J. Jodelet, *Les représentations sociales*, Paris, PUF, pp. 295-318.

Laplantine, F. & Rabeyron, P. L. (1987). *Les médecines parallèles*, Paris, PUF.

Laplantine, F. (1984). « Jalons pour une anthropologie des systèmes de représentations de la maladie et de la guérison dans les sociétés occidentales contemporaines », *Histoire, économie et société*, 3-4, 641-650.

Laugrand, A. (2023). "Showa tan Kashowa". Le double et la moitié. Cycles d'échanges et asymétries entre les vivants et les morts chez les Ibaloy de Upper Loacan (Benguet, Philippines). Thèse de doctorat, UCLouvain.

Laugrand, F. & A. Laugrand (2023). *Des voies de l'ombre. Quand les chauves-souris sèment le trouble*, Muséum national d'Histoire naturelle.

Laugrand, F., A. Laugrand & L. Simon (2023). « Sources of Ambivalence, Contagion, and Sympathy. Bats and What They Tell Anthropology », *Current Anthropology*, 64(3), 321-351.

Laurent, P.-J. (2010). *Beautés imaginaires. Anthropologie du corps et de la parenté*, Louvain-la-Neuve, Academia.

Le Breton, D. (2002). *Les conduites à risque des jeunes : Des conduites de mort ?*, Paris, PUF.

Le Breton, D. (2011). *Anthropologie du corps et modernité*, Paris, PUF.

Le Breton, D. (2012). *Anthropologie de la douleur*, Paris, Métailié.

Lévi-Strauss, C. (1962). *Anthropologie structurale*, Paris, Flammarion.

Lévi-Strauss, C. (1949). *Structures élémentaires de la parenté*, Paris, Flammarion.

Lock, M. (2015). « Comprehending the Body in the Era of the Epigenome », *Current Anthropology*, 56(2).

Lock, M. (1993). *Encounters with aging : Mythologies of menopause in Japan and North America*, University of California Press.

Lock, M. (2002). *Twice dead : Organ transplants and the reinvention of death*, University of California Press.

Lupton, D. (1995). *The imperative of health : Public health and the regulated body*, Thousand Oaks, CA : Sage.

Lupton, D. (2000). « The social construction of medicine and the body », in G. L. Albrecht, R. D. Fitzpatrick & S. C. Scrimshaw (eds.), *Handbook of social studies in health and medicine*, SAGE Publications, pp. 50-63.

Lupton, D. (2012). *Medicine as culture : Illness, disease and the body*, SAGE Publications.

Lynteris, C. (2019). *Framing Animals as Epidemic Villains. Histories of the Non-Human Disease Vectors*, Royaume-Uni, Palgrave Macmillan.

Martin, E. (1994). « Flexibility : The biopolitics of the second generation », in S. J. Williams & G. Bendelow (eds.), *The lived body : Sociological themes, embodied issues*, Londres, Routledge, pp. 193-219.

Martin, E. (1987). *The woman in the body : A cultural analysis of reproduction*. Beacon Press. Massé, R. (2015). Anthropologie de la morale et de l'éthique, Québec, Presses Université Laval.

Massé, R. (2015). *Anthropologie de la morale et de l'éthique*, Québec, Presses Université Laval.

Massé, R. (1995). *Culture et Santé publique. Les contributions de l'anthropologie à la prévention et à la promotion de la santé*, Canada, Gaëtan Morin éditeur.

Massé, R. & J. Benoist (eds) (2002). *Convocations thérapeutiques du sacré*, Paris, Karthala.

Muller, J.-C. (1978). « Maladies, traitements et docteurs chez les Rukuba (État du Plateau, Nigeria) », *Anthropologie et Sociétés*, 2(3), 29-52.

Nathan, T. & I. Stengers (1998). *Médecins et sorciers*, Paris, Odile Jacob.

Pigg, S. L. (1995). « Acquired immune deficiency syndrome in Nepal : Local categories and the social production of "natural" risk », *Medical Anthropology Quarterly*, *9*(4), 469-493.

Pigg, S. L. (2001). « Languages of sex and risk : Negotiating AIDS in Nepal », *Cultural Anthropology*, *16*(4), 491-531.

Pigg, S. L. (2013). « The social life of global health knowledge », *Annual Review of Anthropology*, *42*, 379-392.

Pourchez, L. (éd.) (2016). Quand les professionnels de la santé et des sciences sociales se rencontrent, Paris, EAC.

Pourchez, L. (éd.) (2024). Faire de l'ethnomédecine au XXIe siècle, enjeux et perspectives, Paris, EAC.

Pourchez L., Lustman, M., Humblot J. F., 2025 (eds.), Regards croisés sur les relations soignants-soignés, Paris, EAC.

Rémy, C. (2009). « Le cochon est-il l'avenir de l'homme ? Les xénogreffes et l'hybridation du corps humain », *Terrain*, 52(1), 112-125.

Rivers, W. H. R. (1926). *Psychology and ethnology*, Harcourt, Brace and Company.

Rivers, W. H. R. (1924). *Medicine, magic, and religion*, Harcourt, Brace & Company.

Saillant, F. & Genest, S. (eds) (2005). *Anthropologie médicale. Ancrages locaux, défis globaux*, Québec, Presses Université Laval.

Singer, M. & Baer, H. A. (2012). *Introducing medical anthropology : A discipline in action*, AltaMira Press.

Turner, B. S. (1992). *Regulating bodies : Essays in medical sociology*, Londres, Routledge.

Turner, V. W. (1969). *The ritual process : Structure and anti-structure*, Cornell University Press.

Young, A. (1997). *The harmony of illusions : Inventing post-traumatic stress disorder*, Princeton University Press.

# Partie 1

# Médecine(s), santé(s), soin(s) et culture(s)

Dans un monde de plus en plus connecté, mais aussi interconnecté, la santé et les pratiques médicales ne peuvent plus être appréhendées indépendamment de leurs contextes culturels. Ce premier chapitre vise à explorer la relation profonde et complexe qui unit médecine, santé, soin et culture. Loin d'être de simples problèmes biologiques ou techniques, les questions de santé sont profondément ancrées dans des référents culturels, des croyances et des systèmes de valeurs qui varient d'une société à l'autre.

L'anthropologie médicale joue un rôle clé dans la compréhension de ces dynamiques. Elle offre des outils d'analyse pour appréhender les multiples facettes de la santé et du soin. Les contributions de ce chapitre soulignent comment les parcours de soins, les rituels de guérison et les savoirs traditionnels façonnent les expériences de maladie et de bien-être. À travers l'étude de l'ethnomédecine et des compagnonnages entre différentes pratiques de soin, nous verrons comment les acteurs médicaux – qu'ils soient professionnels de santé ou patients – co-construisent des significations et des pratiques de santé adaptées à leurs réalités culturelles.

Les auteurs qui interviennent dans ce chapitre apportent des perspectives variées, examinant tour à tour les enjeux de la réciprocité dans la relation soignant-soigné, la diversité des systèmes de soin, et l'importance des récits dans la construction de l'identité médicale. En nous engageant dans cette exploration, nous serons amenés à réfléchir non seulement sur ce que signifie être en bonne santé, mais aussi sur la manière dont nos choix médicaux sont influencés par notre culture, notre histoire et nos interactions sociales.

Ce chapitre s'ouvre donc sur une invitation à penser la santé comme un concept multidimensionnel, reliant des dimensions sociales, politiques et culturelles, tout en prenant en compte les défis contemporains auxquels fait face l'anthropologie médicale. Les réflexions qui suivent nous guideront à travers les méandres de ces concepts, nous permettant ainsi de mieux comprendre comment et pourquoi nos approches de la santé et du soin doivent se renouveler à l'aune de ce monde en plein changement.

# 1. ETHNOMÉDECINE ET PARCOURS DE SOINS

Laurence Pourchez
Professeure d'anthropologie
Inalco, Paris, laboratoire PLIDAM/ILPEM[3]
Groupe Sorbonne alliance

Il s'agit, dans cet article, de définir l'ethnomédecine, de montrer toute l'importance de la démarche ethnomédicale pour une meilleure compréhension des itinéraires thérapeutiques des patients. Les parcours de soins des malades sont, en effet, la plupart du temps, déterminés non seulement par la relation qui s'établit avec le médecin (ou le thérapeute, de manière générale), mais aussi par leurs représentations du corps, de la santé, de la maladie et du malheur. Il serait donc naïf de penser que le seul recours envisagé en cas de maladie soit la biomédecine.

Même dans notre monde occidental moderne, et alors que l'efficacité de la médecine pourrait laisser croire que les patients sont totalement compliants, les recours à d'autres médecines ou à d'autres types de thérapies sont nombreux et viennent fréquemment pallier le manque de prise en compte de la dimension tant humaine que sociale de la maladie. Car si, du côté de la biomédecine, la maladie est vue comme un fait biologique, elle touche également la personne atteinte dans son propre corps, dans son ressenti, dans sa vie de tous les jours, dans ses rapports aux autres, tant familiaux que professionnels. Comme l'a écrit, il y a de cela quelques années,

3 Institut La Personne En Médecine.

Doris Bonnet (1988), le corps biologique et le corps social sont indissociablement liés.

Je[4] rappellerai tout d'abord l'image qui est celle des anthropologues dans le grand public (ainsi que chez de nombreux collègues formés aux sciences dites « dures » ou « exactes ») puis ferai un rapide état des lieux de l'enseignement des sciences humaines et sociales (SHS) dans les cursus médicaux et paramédicaux[5] en France. Et ce statut des SHS dans les études en santé, est-il si différent de celui qui est le sien au sein des projets de recherche qui doivent à présent, pour avoir une chance d'être validés et financés, posséder un volet sciences humaines et sociales ?

Dans un second temps, et puisqu'il s'agit, dans cet article, d'un propos introductif à l'anthropologie de la santé et à l'ethnomédecine, je reviendrai sur quelques définitions et nuances avant, dans un troisième temps, de prendre quelques exemples concrets d'opérationnalisation.

Ces représentations de la maladie et du malheur, différentes selon les cultures concernées, sont à l'origine des variations susceptibles d'intervenir dans les modèles d'interprétation de la maladie. Car si, comme nous le verrons plus loin dans cet article, les questions que se pose le malade sont toujours les mêmes (quelle est cette maladie ? Qu'est-ce qui l'a produite ? Comment est-elle survenue ? Pourquoi moi ? – Zempléni et Sindzingre, 1981), la manière de comprendre et d'interpréter

4 Depuis les années 1980, de nombreux anthropologues (dont je suis) ont abandonné l'usage d'un nous académique qui, s'il peut s'entendre ou s'écrire dans le cas de publications co-signées par de nombreux auteurs, ne possède aucun sens quand les recherches sont effectuées, comme souvent en anthropologie, par une seule personne, et qu'elles expriment, de surcroît, une posture personnelle forgée au cours d'un itinéraire professionnel.

5 J'avoue avoir quelques difficultés à employer le terme *paramédical* pour désigner la formation infirmière. À mon sens, que les étudiants soient de futurs médecins ou infirmiers, ils sont tous formés à la médecine et le préfixe para- me semble juste, ici, venir instituer une forme de hiérarchie qui n'a pas, ou plutôt, plus lieu d'être à l'heure des facultés de Santé ou de Sciences infirmières. Il existe des études médicales qui mènent à plusieurs professions.

le mal change selon le contexte culturel. Représentations du corps et de la maladie, modèles explicatifs, influencent alors souvent les parcours de soins choisis par les patients.

Pourquoi la médecine et l'anthropologie communiquent-elles si peu ? La réponse est peut-être d'abord à chercher dans l'image qui est celle des sciences humaines et sociales en général, des anthropologues en particulier, chez les professionnels de la santé.

## 1. L'image de l'anthropologie et des anthropologues

Une petite enquête, effectuée il y a une dizaine d'années, m'a appris que pour de nombreux étudiants en médecine, comme par ailleurs pour le grand public[6], un anthropologue est fréquemment et avant tout[7], vu comme quelqu'un qui étudie les cadavres, ou qui effectue ses expertises sur des chantiers archéologiques[8], quand[9] il n'est pas vu comme une sorte de (post) soixante-huitard, grand consommateur de champignons hallucinogènes et de cannabis... Dans le corps médical, l'image des anthropologues pâtit, sans doute aussi, d'une part, d'un cloisonnement entre sciences sociales et sciences

6 Données fournies sur la base d'une étude conduite en 2014 auprès des étudiants en médecine de l'Université de La Réunion (1000 étudiants de première année) ainsi que sur un échantillon qualitatif d'une cinquantaine de personnes à Saint-Denis de La Réunion. Cette étude est donc datée et localisée et ses résultats ne sont à considérer que comme des indicateurs non généralisables.

7 Quand il existe une représentation associée au terme anthropologie, ce qui n'est pas toujours le cas, de nombreuses personnes interrogées ayant répondu, soit qu'ils ne savent pas ce qu'est un anthropologue (plus des deux tiers soit 38 personnes), soit qu'il s'agit d'une personne qui étudie les volcans (6 personnes)...

8 Cette image est en grande partie générée par les séries télévisées et les documentaires sur la préhistoire qui renvoient, pour les premières à une branche de l'anthropologie qui n'existe pas en France, mais plutôt dans les pays anglo-saxons, l'anthropologie médico-légale – véhiculée par des séries telles que *Bones* –, et pour la seconde à une orientation de l'anthropologie qui s'intéresse effectivement aux modes de vie anciens : la paléo-anthropologie.

9 C'est le cas dans d'autres séries télévisées et le sujet vaudrait à lui seul un article.

médicales et d'autre part, de définitions de la discipline variables selon les traditions disciplinaires nationales (anthropologie physique, culturelle, sociale, etc.).

Le cloisonnement est une répartition totalement artificielle et infondée entre sciences dites dures (donc sérieuses car quantitatives et reposant sur des chiffres, des traitements statistiques) et sciences sociales (parfois qualifiées de sciences « molles », car basées sur une méthodologie qualitative peu connue – et surtout peu reconnue et jugée peu utile à la différence de la sociologie et de la démographie qui utilisent des méthodes quantitatives et statistiques) est sans doute, aussi, pour partie, responsable du manque de communication entre les unes et les autres. Hervé Raynaud (2016 : 10), psychanalyste et mathématicien, comparait ce blocage dans la communication à ce qui se passe quand on propose à un individu la fameuse figure ambigüe de Böring :

Il la commente de la manière suivante :

> “Quand vous regardez ce dessin pour la première fois et sans avoir été prévenu, votre cerveau, en quête de sens, va vite « voir » une jeune femme… ou une vieille femme. L'une se voit de trois quarts avant, l'autre de trois quarts arrière. Statistiquement, présentée à un public de tous âges, les deux interprétations sont aussi fréquentes l'une que l'autre. Mais une fois que le cerveau d'un observateur tient une interprétation, il a beaucoup de mal à la lâcher pour « voir » l'autre. Quand enfin il y parvient, il doit souvent faire un sérieux effort pour « voir » à nouveau l'« autre »! (2016 : 11).”

Alors qu'il cherche à comprendre les raisons pour lesquelles les sciences non poppériennes et les sciences humaines ont tant de mal à communiquer, il attribue une partie des blocages à une disposition naturelle du cerveau humain qui est la rigidité fonctionnelle et à des traditions, et blocages disciplinaires anciens. Or, :

> “Pour accepter ou trouver une solution nouvelle à un problème, il faut d'abord évacuer de son cerveau les solutions précédentes qui le freinent! (*ibid.* : 11)”

Plus loin, il ajoute :

> “"Hâtons donc la réconciliation!" (*Ibid.* : 24)”

## 2. Les sciences humaines et sociales, parents pauvres des sciences médicales

Si l'anthropologie médicale a été enseignée, dès les années 1970 au sein du département d'ethnologie de Paris Nanterre (Haxaire & Zempleni, 1995), elle est, dans bon nombre de facultés de médecine ou de santé, présente depuis une vingtaine d'années tout au plus. Il faut noter ici que, dès la fin des années 1970, certains anthropologues se sont engagés pour sa présence dans les cursus de formation en sciences infirmières (Loux, 1982; Collière, 1990). Car ainsi que l'écrivait Marie-Françoise Collière :

> “Les gens pensent et agissent (...) à partir de leurs façons de faire et de voir la vie : leur vie, la vie des autres, à partir de leur environnement, mais aussi de leur imagination... jusqu'à l'imaginaire technologique et scientifique. Plus on apprend à décoder les représentations, plus on peut s'en servir dans les situations de soins, plus l'action soignante prend racine dans la réalité concrète (1990 : 120).”

Dans les facultés de médecine, et ainsi que l'appel à communication du colloque organisé en 2007 par l'association AMADES[10] le notait,

10 Anthropologie Médicale Appliquée au Développement Et à la Santé. Colloque international intitulé *Anthropologie et médecine : confluences et confrontations dans les domaines de la formation, des soins et de la prévention*; <https://amades.hypotheses.org/files/2008/09/collamades-pgmresum.pdf>.

> « Les sciences sociales sont devenues indispensables au fonctionnement des institutions de soin et à la réalisation des diverses tâches des personnels soignants. Leur apport est, par exemple, essentiel pour comprendre les conduites ordinaires « produisant » la maladie (alimentation, sexualité, prise de risque...) ; analyser les parcours des patients, les liens qu'ils tissent avec leur maladie, leurs relations aux structures sanitaires et aux soignants ; définir les dimensions d'une éthique pratique ou promouvoir des préventions. Mais si l'on s'accorde sur ce constat, force est malheureusement de constater que l'usage concret et l'enseignement de ces disciplines « humaines » oscillent encore trop souvent entre un certain amateurisme éclairé et une distance critique ne prenant pas en compte les difficultés concrètes des activités de soins (AMADES, 2007). »

Il faut malheureusement reconnaître, dix-sept ans après ce colloque, que bien du chemin reste à parcourir... Car en France, et selon les universités, si l'anthropologie est bien présente dans certains cursus, essentiellement en première et en troisième année, elle est absente de nombre de facultés de médecine, ou enseignée, parfois (ce qui montre le peu de considération dont cette science est l'objet de la part de certains responsables de filières), par des personnes n'ayant aucune formation en anthropologie (ce que les auteurs de l'argumentaire de 2007 qualifient pudiquement « d'amateurisme »).

Par chance (ou malchance, d'ailleurs, quand leur place est juste liée au fait que leur présence permet de débloquer les crédits de recherche), les sciences humaines et sociales en général et l'anthropologie en particulier ont, depuis une vingtaine d'années, fait leur entrée dans les programmes de recherche biomédicaux. Non pas pour l'importance accordée à l'humain dans ces programmes, ou parce que les porteurs des projets auraient la subite révélation de l'importance de la reconnaissance de la culture des malades, mais parce que les critères de validation des projets de recherche stipulent à présent que toute personne malade étant inscrite dans un tissu à la fois humain et social, aucune recherche ne peut faire l'économie d'un volet SHS. Sans Sciences Humaines et Sociales, pas de financement. Ceci est évidemment de nature à susciter un intérêt pour des sciences qui n'en demeurent pas moins peu reconnues et souvent déconsidérées.

## 3. Séquence frisson

> « *Carnet de terrain : juin 2010.* Saint-Denis de La Réunion.
>
> Je suis responsable du volet SHS d'un programme de recherche associant biologistes, professionnels de la santé et une petite équipe SHS composée de trois personnes, deux anthropologues qualitativistes et un sociologue quantitativiste (« heureusement, il y a quelqu'un de sérieux dans l'équipe » m'a dit un collègue). Une réunion est organisée de manière bimensuelle, dans la même salle, de manière à partager les avancées des différents volets de la recherche. Depuis trois mois, de manière récurrente, les biologistes se positionnent d'un côté de la table (une grande table ovale), les professionnels de la santé, sur la gauche, plus proches de la porte (ils sont parfois appelés pour des urgences), et les chercheurs SHS à l'opposé. Chaque réunion est organisée selon le même protocole soit résumé des avancées du volet 1, résumé des avancées du volet 2... jusqu'au dernier volet qui est systématiquement le volet SHS. Moi et mes collègues avons appris hier que nos interventions lors des réunions précédentes ont été enregistrées, sans qu'une quelconque demande d'autorisation, ni information, n'ait jamais été formulée. Le collègue responsable du volet 1 prend la parole en regardant fixement le côté SHS de la table :
>
> - Nous les scientifiques, avons, ces deux dernières semaines....
> - J'en déduis que les chercheurs SHS ne sont pas des scientifiques... »

Et de fait, il a fallu, pendant durant des mois, collaborer de manière positive avec ce collègue, malgré les attaques et insinuations permanentes sur l'absence de caractère scientifique de l'anthropologie, sur ses manques méthodologiques, l'absence de traitement statistique qui enlèverait toute légitimité aux analyses effectuées (heureusement notre collègue sociologue était là…), supporter les enregistrements discrets (lesquels étaient envoyés pour avis à d'autres collègues en France métropolitaine)…

Or, n'en déplaise à cette personne (et je ne suis pas certaine qu'il ait fini par l'admettre) l'anthropologie est bien une science et elle possède sa propre méthodologie, approche qualitative basée sur l'ethnographie, les observations (participantes ou non) et l'analyse du discours produit par les personnes enquêtées lors d'entretiens qui peuvent être effectués sous la forme de focus groupes, mais le plus souvent semi-directifs (sur la base de guides d'entretiens) ou plus libres du type récit de vie. La méthodologie employée en anthropologie recherche la redondance (quand l'information est répétée par de nombreux interlocuteurs) puis la saturation de l'information (quand le chercheur arrive à un tel point de redondance qu'aucun nouveau sujet n'apparait dans l'enquête).

## 4. Mais l'anthropologie, concrètement qu'est-ce que c'est ?

François Laplantine (1996 : 20) rappelle tout d'abord l'étymologie du terme : *anthropos*, l'homme et *logos*, la science. L'anthropologie est donc la science de l'homme. La science qui étudie l'homme au sein de sa société, de sa culture.

> « L'anthropologie n'est pas seulement l'étude de tout ce qui compose une société. Elle est l'étude de toutes les sociétés humaines (la nôtre y compris) c'est-à-dire des cultures de l'humanité tout entière dans leurs diversités historiques et géographiques. »

Sa définition est importante car elle montre le caractère évolutif de l'anthropologie. Alors que jusque dans les années 1950, il s'agissait d'une science qui étudiait plutôt les sociétés non occidentales, dans une vision qui était encore marquée par l'époque coloniale, la définition qu'en donne François Laplantine la positionne comme la science qui étudie « toutes les sociétés humaines », y compris les sociétés occidentales, prenant en compte tant la dimension géographique que la dimension historique. En effet, si l'anthropologie concerne également l'étude de ce qui a composé les sociétés dans le passé, voire dans un passé lointain (Coppens, 2012)[11], elle étudie aussi les modes de vie, les cultures de tous les peuples dans le temps présent (y compris les dimensions numériques des cultures – par exemple Servais, 2020) et s'intéresse également aux modes de vie du futur dans une approche prospective des interactions à venir entre humains et machines ou dans le cadre d'activités humaines à venir (Brangier & Robert, 2010). La définition de l'anthropologie, nous le verrons plus loin, comprend également l'étude de la santé. Mais avant de commencer à nous y intéresser, il convient de prendre conscience d'un danger majeur, pour tout soignant ou pour tout ethnologue, et ce danger est l'ethnocentrisme.

## 5. L'ethnocentrisme, l'autre côté du miroir

L'ethnocentrisme est en quelque sorte, l'autre côté du miroir, le contraire de l'anthropologie. Il est présent quand les différences de l'Autre par rapport à nos propres normes sont vues ou vécues comme des anomalies, quand les coutumes,

11 Yves Coppens rappelle, à ce propos, l'évolution des termes : le terme d'Anthropologie préhistorique, qui était employé dans les années 1950, à peu à peu été délaissé et remplacé « au profit d'Anthropologie tout court, ou d'*Anthropologie physique* ou *biologique* pour différencier la nôtre de l'*Anthropologie culturelle* ou *sociale* (l'*Anthropologie* s'occupant des corps, démarquée elle-même de la *Préhistoire* qui s'occupe de l'esprit, de ses produits et des comportements des Hommes) et au profit bientôt il y a une trentaine d'années, de *Paléoanthropologie*, sensée tout recouvrir, le corps, l'esprit, l'environnement, la paléontologie humaine et la préhistoire, l'Homme ancien et ses milieux, naturels et culturels (mon intitulé de chaire en 1983 au Collège de France, a été Paléoanthropologie et Préhistoire) » (2012 : 19).

les modes de vie s'éloignent de nos références à un point tel que nous ne les comprenons pas, ce qui nous amène à les juger, le plus souvent négativement. L'ethnocentrisme n'est pas purement occidental, c'est une donnée universelle. Or, chacun a naturellement tendance à s'identifier par sa langue, ses manières de vivre, ses normes et ses valeurs et a donc tendance à juger tous ceux qui ne vivent pas, qui ne fonctionnent pas selon ces mêmes normes. Évidemment, l'ethnologue ou l'anthropologue, mais aussi le soignant se doivent de le dépasser. Dans le champ de la santé, faire de l'ethnocentrisme c'est considérer que seule la biomédecine existe et que toute médecine autre ou pratique thérapeutique qui semblerait étrange ou inconnue est nécessairement de l'ordre du charlatanisme ou de la superstition. Et si l'ethnocentrisme est l'ennemi de l'anthropologue, il est aussi celui du médecin. Pour autant, ainsi que l'affirme Michael Singleton, les choses ne sont pas si simples et combattre l'ethnocentrisme ne signifie pas forcément être en mesure de l'annuler. En d'autres termes, chassez le naturel, il revient au galop... :

> « L'anthropologue ne doit pas se faire trop d'illusions. Puisqu'il n'y a pas de troisième voie qui mènerait par-delà un ethnocentrisme qui s'ignore et un ethnocentrisme qui s'assume vers une anthropologie absolument transculturelle, il ne peut que monnayer dans l'interculturel une approche qui lui semble relativement porteuse (Singleton, 2021 : 90). »

## 6. Et l'anthropologie de la santé dans tout ça ?

En fait, l'intérêt des anthropologues pour la relation que l'homme entretient avec son corps est assez ancien. On en trouve les premières traces dans les travaux de Rivers, qui est considéré comme l'un des fondateurs de l'anthropologie médicale. Il était certes anthropologue, mais également médecin et psychiatre. Dans l'article « Medicine, Magic and Religion » (1917), Rivers montre le lien qui existe entre savoirs traditionnels liés au corps et conduites thérapeutiques, la manière dont les thérapies prennent sens quand on les réinsère dans le système de pensée dont elles sont issues. Les premières recherches sont donc consacrées à la manière dont des cultures non-occidentales envisagent l'expérience de la maladie, le lien entre maladie (et par extension, corps, santé, maladie, malheur) et société.

Il faut attendre les années 1950 pour que débutent les premières recherches consacrées à une anthropologie médicale, qui étudie le lien entre médecine occidentale et savoirs traditionnels. Pour les chercheurs d'alors, il s'agit surtout de montrer la naïveté culturelle des professionnels de la santé :

> “Les ressortissants des sociétés vers lesquelles s'orientaient ces efforts ne sont pas des « vaisseaux vides » qui attendent d'être remplis par on ne sait quel savoir inculqué par les éducateurs de la santé (...) Leurs « habitudes et croyances » constituent un « système culturel » élaboré, que le spécialiste de santé publique ferait bien de comprendre avant de vouloir faire adopter des habitudes et des idées nouvelles (Paul, 1955 : 15).”

Car comme l'indique Benjamin Paul,

> “Si l'on souhaite aider une communauté à améliorer sa santé, il faut apprendre à penser comme les personnes qui composent cette communauté (1955 : 1).”

Les travaux qui ont été conduits par la suite ont mis en évidence et ont tenté d'expliquer les systèmes de soins et de représentations du corps présents dans nombre de cultures en Inde, en Chine, en Amérique du sud, en Afrique... ils ont montré que la médecine (dite[12]) occidentale (dite) moderne,

12 Les nuances tiennent au fait que la biomédecine tend à devenir universelle et plus seulement occidentale et qu'en situer l'origine aux travaux de Louis Pasteur lui donne une profondeur historique qui ne la rend pas particulièrement moderne.

aussi nommée biomédecine, n'est qu'un système parmi d'autres, sans doute le plus jeune, la médecine chinoise ayant par exemple, près de 4000 ans et davantage encore pour la médecine ayurvédique (présente en Inde), les plus anciens textes (compris dans les védas) étant âgés de près de 5000 ans. Et ces médecines ont, jusqu'à l'avènement de la biomédecine, traité des millions de personnes...

Mais, au début des années 1980, la jeune discipline qu'était l'anthropologie médicale a commencé à évoluer rapidement. Et, comme nous allons le voir, l'anthropologie de la santé que nous connaissons aujourd'hui est une évolution, née dans les années 2000, de l'anthropologie médicale et de l'anthropologie de la maladie.

## 7. Retour sur des évolutions scientifiques

Au début du XX$^{e}$ siècle, l'anthropologie médicale, dont la genèse est due essentiellement aux travaux de médecins, s'est construite à partir du postulat d'universalité de la maladie. Cette maladie est non seulement représentée, gérée et traitée différemment selon les cultures, mais les modalités de sa prise en charge sont liées aux cultures elles-mêmes, varient en fonction des systèmes de savoirs présents dans les cultures qui voient son émergence. Enfin, la maladie (chaque système de nosologie) s'insère dans un ensemble global constitué des logiques à l'œuvre dans la société elle-même.

Sylvie Fainzang (2000) résume les études menées en anthropologie médicale au travers de deux postures différentes, mais non exclusives (et souvent complémentaires) des chercheurs :

- ceux qui pensent que l'anthropologie médicale peut contribuer à enrichir la recherche médicale;
- ceux qui considèrent que l'anthropologie médicale est d'abord une partie de l'anthropologie sociale et cultu-

relle et que, donc, la collaboration avec les professionnels de la santé n'est pas prioritaire puisqu'il s'agit, avant tout, d'utiliser la santé comme fil d'Ariane menant à la compréhension de la société étudiée dans son ensemble.

Si l'on considère que l'anthropologie est appliquée au domaine médical, elle va servir à éclairer ou à améliorer, par une connaissance de la culture, la pratique médicale ou la prise en charge des malades. Un grand nombre de travaux relèvent, à l'heure actuelle, de ce type de logique. Il est, par exemple, possible de citer l'étude menée et publiée au Canada en 1988 par Francine Saillant sur le lien entre cancer et culture, recherche qui a modifié et le regard porté sur les itinéraires des patients et leur prise en charge médicale ou celle, publiée en 2011 sur la question des grossesses chez les mineures à La Réunion (Pourchez & Dupé, 2011) qui a apporté diverses modifications tant sur l'image des jeunes mères auprès des professionnels de la santé que sur l'accompagnement à la parentalité. Dans ce type de recherche, l'anthropologue travaille fréquemment en collaboration avec les professionnels de la santé auxquels il restitue le contenu de ses recherches. L'objectif de cette démarche est de permettre un meilleur accompagnement du patient par la compréhension de ses représentations et de son comportement. Il s'agit aussi, par exemple, de comprendre les raisons pour lesquelles certains patients refusent de prendre leurs médicaments ou pourquoi, dans le cadre d'interventions de médecins humanitaires, certaines personnes refusent de se faire vacciner...

Dans la seconde posture relevée par Sylvie Fainzang, l'étude de la maladie est envisagée comme faisant partie de l'anthropologie sociale, ce qui revient à réinsérer la maladie à l'intérieur du contexte global de la culture, dans le social lui-même, à faire le lien entre corps biologique et corps social (Bonnet, 1988). Et c'est la raison pour laquelle Marc Augé propose de remplacer l'appellation *Anthropologie médicale*, par *Anthropologie de la maladie* car, pour lui, le champ de l'anthropologie médicale n'est pas clairement défini alors que la maladie est un objet précis qui peut constituer une porte d'entrée, pour l'anthropologue, d'analyse et de compréhension d'une société. La maladie, écrit Marc Augé, fait partie des « formes élémentaires de l'événement » (1984), au même titre que la naissance ou la mort. Elle est significative de la vie sociale dans son ensemble. Aussi, il recommande à tout chercheur qui étudie une culture donnée, de s'intéresser en premier lieu à la maladie comme révélateur de « l'armature intellectuelle » qui sert à penser la maladie dans cette même société. L'objectif de l'anthropologie de la maladie est donc avant tout, selon les chercheurs qui s'inscrivent dans cette posture intellectuelle, non de servir la biomédecine, mais de parvenir, par une porte d'entrée qui est la maladie, à la connaissance globale de l'homme dans sa culture. Dans ce cas, les discours culturels explicatifs de la maladie sont significatifs de l'ordre social lui-même et les campagnes de prévention, pour être efficaces, doivent impérativement tenir compte de ce contexte social et des représentations qui y sont associées.

Mais dans un article publié en 2000, Didier Fassin dépasse les catégories anthropologie médicale/anthropologie de la maladie en montrant que ces deux axes de recherches sont quelque peu dépassés. En effet, il existe pour lui de nouveaux champs d'investigation tels que l'anthropologie de l'expérience qui étudie les récits des malades ou les représentations des médecins et d'autres catégories de soignants[13], ou l'anthropologie médicale critique qui étudie davantage la médecine coloniale ou post coloniale sous l'angle des rapports de domination, comme manifestation de l'ordre social. C'est là moins la culture qui est observée et analysée que les rapports de force, politiques et économiques, tant nationaux qu'internationaux, la position du chercheur étant, évidemment,

13 Voir par exemple, Véga (2000).

prise en compte dans les recherches. Ces différentes postures de recherche ont en commun le désir de placer les questions posées par la maladie au centre des questionnements de l'anthropologie. Désormais, l'anthropologie médicale se veut partie prenante d'une réflexion anthropologique globale, et plutôt pluridisciplinaire.

Les enjeux se traduisent en termes de compréhension des situations elles-mêmes. Ainsi, dans le cas de la prévalence du Sida en Afrique du sud, on ne peut comprendre le taux élevé de séropositivité dans le pays et l'évolution de l'épidémie sans prendre en compte le contexte politique présent à l'époque de l'apartheid, l'impact qu'a eu, au début des années 1990, la décision politique du gouvernement de l'époque de ne pas reconnaître officiellement l'épidémie (avec le refus de diffuser les antirétroviraux à l'ensemble de la population), les rapports de frustration et de violence déclenchés par ces décisions et les inégalités provoquées (car si dans les townships il était impossible de se soigner, cela ne posait pas de problème dans d'autres milieux… – Le Marcis, 2010). L'étude de la santé en un lieu donné ne peut donc pas faire l'économie de la prise en compte du contexte social, politique et économique, comprenant les rapports de pouvoir à une échelle internationale. L'anthropologie de la santé va donc permettre de mesurer des enjeux qui dépassent les recherches généralement menées dans les études sur la santé.

## 8. Mais alors, où situer l'ethnomédecine ?

Le terme ethnomédecine a été forgé dans les années 1960 par des chercheurs en ethnosciences par analogie avec d'autres termes et disciplines alors émergentes comme l'ethnobotanique ou l'ethnozoologie. Littéralement, il s'agit de la médecine des peuples, de tous les peuples, le nôtre y compris. Car si la biomédecine est bien une médecine savante, il en existe aussi une version populaire avec une nosologie spécifique, des thérapeutes, des traitements[14]... que nous allons pouvoir étudier, de manière pluridisciplinaire, en ethnomédecine.

L'ethnomédecine est, selon les chercheurs, définie de deux manières :

- En sciences humaines, elle est considérée comme une branche de l'anthropologie médicale. Elle se définit comme l'étude des médecines traditionnelles et de leurs logiques internes en termes de conduites thérapeutiques, de discours produits et de représentations du corps, de la santé, de la maladie, de la naissance, de la mort et du malheur, incluant le rapport entre santé et sacré ou santé et magie. Serge Genest définit l'ethnomédecine comme « l'ensemble des croyances et des pratiques relatives à la maladie dans chaque société » (1978 : 24).
- Elle est fréquemment définie par les médecins comme la synthèse, qui peut être effectuée entre médecine occidentale et médecines traditionnelles présentes dans les pays non occidentaux. L'approche ethnomédicale est dans ce cas une approche holistique, pluridisciplinaire qui intègre à la fois de l'ethnobotanique, de l'ethnologie de l'ethnopharmacologie.

Serge Genest écrit :

> « Il est historiquement exact que le mot ait servi à qualifier les médecines autres que la médecine savante occidentale, étalon « scientifique » auquel toutes les autres manières d'être en ce domaine se mesuraient. Il fallait penser de façon « commode » les autres médecines (ou la médecine des autres) *par rapport* à celle dont étaient porteurs les observateurs de ces traditions. Or on sait que de telles dichotomies masquent souvent des réalités beaucoup plus diversifiées (1978 : 10). »

14 Voir, pour l'Europe, par exemple, Loux (1978).

Nous étudierons donc, en ethnomédecine, les différents savoirs et les nosologies, les traitements, les thérapeutes, les descriptions de maladies et les contextes médicaux. Les nosologies sont extrêmement variables selon les sociétés et il est possible de trouver, de peuple à peuple, des représentations radicalement opposées les unes aux autres. Par exemple, dans certaines populations, on dit qu'il faut absolument enlever les croûtes de lait sur la tête des bébés alors que dans d'autres si on le fait l'enfant est supposé être en danger de mort. Les savoirs thérapeutiques apparaissent aussi en lien avec l'alimentation (la classification locale des aliments), ou le rapport au corps. Selon les sociétés, il possible d'intervenir sur le corps (le tatouer, le scarifier, l'amputer...) ou pas. Dans d'autres cas, seuls certains actes sont considérés comme ne remettant pas en cause l'intégrité physique de la personne (avec une influence, par exemple, du point de vue de l'acceptation de la vaccination). Enfin ces savoirs comprennent les représentations du corps et de la maladie. Par exemple, dans les Mascareignes (Réunion, Maurice, Rodrigues), le terme *léstoma* ne renvoie pas, comme on pourrait le penser, à l'estomac, mais à l'ensemble du tronc, du bas-ventre aux poumons et au cœur. Un patient qui vient consulter son médecin et qui lui dit que son *léstoma* le fait souffrir est donc susceptible d'avoir un souci intestinal... comme un début d'infarctus du myocarde ou un problème pulmonaire...

Il ne faut pas non plus oublier la classification des maladies et leur description, variables selon les sociétés, et qui vont, bien souvent déterminer le sens donné au mal, ainsi que son étiologie. Cette classification et ces descriptions renvoient enfin souvent non aux seules catégories associées à la maladie, mais à une cosmogonie dans son ensemble. Le fait est également vrai en ce qui concerne les maladies pour lesquelles l'étiologie renvoie à une représentation locale du mal (les *culture-bound-syndromes*[15]) donc parfois à une impossibilité de traduire, dans la biomédecine, des symptômes pourtant reconnus et identifiables au sein de la culture concernée (*tanbav, kriz* dans le cas de La Réunion[16]...).

De la même manière que les savoirs thérapeutiques varient selon les contextes culturels et les sociétés, les thérapeutes ont, selon les systèmes culturels, une formation, un statut différent au sein de la société. Selon les sociétés, il peut y avoir, ou pas, apprentissage. Les connaissances thérapeutiques peuvent être la conséquence d'un long apprentissage ou venir en rêve, durant un épisode de transe, parfois pendant le sommeil. Dans tous les cas, ce sont ses connaissances qui vont légitimer le thérapeute au sein de la communauté. Quand il y a transmission directe, celle-ci peut se faire au sein de la famille, par une transmission intergénérationnelle ou de maître à disciple, le disciple n'étant pas nécessairement choisi au sein de la famille. Il y a également, dans la formation des thérapeutes, une différence entre les médecines à textes, et les médecines de tradition orale. Les premières, considérées comme savantes (médecine chinoise, médecine ayurvédique, médecines arabe, tibétaine...) forment leurs thérapeutes durant un long apprentissage, avec l'emploi de textes dont certains sont millénaires, et, sans qu'il y ait une hiérarchie entre médecines à textes et médecines transmises par l'oralité, les médecines des sociétés sans écriture sont souvent basées sur des transmissions orales et sur un apprentissage empirique (parfois de longues périodes d'initiation), notamment des techniques de guérison et des propriétés des plantes.

15 Maladies inconnues de la biomédecine et qui n'ont de sens que dans une culture donnée, par rapport à une nosologie et à une classification spécifique des maladies.

16 Voir Pourchez (1999, 2002).

## 9. L'ethnomédecine, à quoi ça sert ?

Les deux exemples suivants sont susceptibles de montrer la manière dont les recherches en ethnomédecine peuvent venir à l'appui de la recherche médicale.

*Exemple 1 : le VIH en Afrique de l'ouest.*

Objectif : faire accepter le port du préservatif.

Durant les années 1990, et alors que l'épidémie de VIH se répandait en Afrique de l'Ouest, les équipes médicales avaient le plus grand mal à faire accepter le port du préservatif comme une pratique de prévention contre la propagation de la maladie car dans les nosologies locales, cette maladie n'existait pas. La réponse au problème posé est venue de la connaissance de la culture, des représentations locales associées à l'humour et à la sexualité.

Puisque la transmission du VIH touchait à la sexualité, il convenait de se fonder sur les représentations existantes pour que le port du préservatif n'apparaisse plus comme une contrainte, mais soit perçu comme un moyen de renforcer la réputation de virilité et la respectabilité de l'utilisateur de ce même préservatif. À la suite de la collaboration entre professionnels de la santé et des sciences sociales et des connaissances que les anthropologues avaient des cultures locales, le moyen choisi a été de mener les campagnes de prévention en s'appuyant sur la parenté à plaisanterie. Il s'agit d'une pratique sociale, spécifique à l'Afrique de l'Ouest et à l'Afrique Centrale, qui permet, voire contraint, les membres d'une même famille, de certains peuples ou les habitants de certains villages ou de certaines régions, à se moquer les uns des autres, à s'insulter dans certains cas, sans que ceci entraîne des conséquences. Ce type d'humour possède une fonction sociale de résolution des conflits, permet de désamorcer et de dédramatiser les situations de crise. Ainsi, le caractère dramatique de la transmission du VIH a pu être, en quelque sorte, géré d'un point de vue social, le port du préservatif est entré dans le cycle des plaisanteries et a été plus facilement adopté par les populations.

Concernant un autre aspect de la prévention de la transmission du VIH (de la mère à l'enfant), Isabelle Gobatto et Françoise Lafaye notent :

> « si le modèle biomédical nécessite en tout lieu des adaptations pour être traduit en pratiques, ces adaptations sont d'autant plus importantes que le modèle de soins a été élaboré loin de son contexte local de mise en œuvre. Les situations concrètes conduisent alors les professionnels à s'approprier ce modèle en l'accommodant, c'est-à-dire en le rendant « convenable » pour soi, tout en intégrant ce qu'ils imaginent être « recevable » par leurs interlocuteurs. Pour agir, les soignants mobilisent des savoirs et élaborent des discours qui sollicitent successivement ou simultanément différentes conceptions du monde comme autant de ressources disponibles localement pour interpréter les situations qu'ils vivent et pour les infléchir (2007 : 7). »

*Exemple 2 : Ebola*

De la même manière et alors que les premières études menées sur l'épidémie d'Ebola avaient mises en évidence l'importance des rituels funéraires dans la propagation de la contamination (Epelboin, 2010), et que les recommandations formulées à cette époque (ne pas toucher les cadavres lors de la visite des familles endeuillées, effectuer des pulvérisations d'eau chlorée à l'occasion des ablutions quotidiennes...), les recherches menées lors de l'épidémie de 2014 identifient d'autres problématiques telles que les rumeurs, la commercialisation, par certains tradipraticiens de remèdes miraculeux supposés guérir d'Ebola. Alain Epelboin, médecin et anthropologue présente, dans ce contexte, les objectifs et raisons d'être de l'approche anthropologique et ethnomédicale :

> “ Selon les enseignements des précédentes épidémies, l'anthropologie médicale contribue au succès de l'opération de lutte contre l'épidémie dans plusieurs domaines :
>
> - améliorer la connaissance des chaînes de transmission de la maladie ;
> - identifier les comportements des populations locales dans leur diversité psychologique, sociale et culturelle et proposer des interventions appropriées ;
> - faire face aux rumeurs et terreurs provoquées par les épidémies d'Ebola et de Marburg ;
> - humaniser les interventions, trouver un équilibre entre la mise en place autoritaire des mesures sanitaires et des approches empathiques.
>
> Elle apporte son concours à :
>
> - l'analyse de rumeurs et de situations de crise ;
> - l'adaptation des réponses et des protocoles des différentes institutions nationales et internationales aux conditions locales, en privilégiant les approches compréhensives et participatives (Epelboin, 2014 : 14).

Ici, l'approche ethnomédicale aide à la compréhension tant du contexte que de la manière dont les populations concernées se représentent la maladie, la manière dont elle se propage. Elle permet également d'interroger les propositions thérapeutiques fournies par les tradipraticiens.

## 10. Des modèles d'interprétation de la maladie

L'ethnomédecine permet également de mieux appréhender les différents modèles d'interprétation de la maladie, de comprendre ce que Byron Good nomme le « monde du patient » (1994). Car si notre biomédecine tend à donner, depuis Descartes, une vision mécaniste du corps, cette vision, est finalement assez minoritaire au niveau planétaire. Or, les représentations du corps et de la maladie ont une influence directe sur la manière dont elle est perçue et interprétée. Car si le malade ne se reconnaît pas dans le diagnostic du médecin, il y a peu de chances pour qu'il soit compliant… Dans tous les cas, il va rechercher l'origine de sa maladie quitte à entreprendre ce qui est parfois nommé au mieux un parcours de soins, au pire du tourisme médical.

François Laplantine propose deux modèles de causalité : causalité interne ou causalité externe.

Dans le cas de la causalité externe (exogène) la maladie est considérée comme venant de l'extérieur. Dans ce modèle la maladie est attribuée à l'action d'un élément (réel ou symbolique) étranger au malade. L'une des notions clés expliquant son déclenchement est celle « d'intoxication » qui désigne l'incorporation lente, mais continue d'éléments « malsains ». Ainsi, dans certaines sociétés, la maladie va être attribuée à une personnalité humaine ou surnaturelle : sorcier, génie, diable, ancêtre… L'individu ne saurait alors être jugé responsable d'une maladie qui est provoquée par une volonté extérieure. Si la maladie n'est pas jugée comme la conséquence d'un sort jeté par une tierce personne, elle frappe alors comme un malheur ou comme intervenant à la suite d'une faute à expier. L'origine du mal peut être une personne jalouse ou l'individu malade lui-même s'il a causé sans le savoir du tort à un génie, un diable ou un ancêtre. Il doit donc, dans ce cas payer pour cela. Ce système d'interprétation se rencontre par exemple en Afrique ou dans l'archipel des Comores où la maladie sera fréquemment perçue comme une colonisation du corps ou de l'esprit par une volonté extérieure (un esprit – les maladies causées par les *djinns*). Le rituel thérapeutique est dès lors clair : les formules et les pratiques rituelles n'ont d'autres buts que d'exorciser le mal, c'est-à-dire de chasser l'intrus ou le sort jeté. Dans ce cas, l'individu n'est pas responsable de sa maladie, il en est possédé.

Mais ce modèle de l'intrusion se retrouve aussi en occident comme l'ont montré les travaux de Jeanne Favret Saada (1977). Et même la médecine occidentale n'en est pas exempte (voir par exemple les travaux de Francine Saillant [1988] sur cancer et culture – le malade indirectement responsable de son cancer). De la même manière, dans le monde contemporain, la maladie est parfois imputée à un agent nocif extérieur tel que l'environnement chimique, l'environnement géographique, la pollution, les labos pharmaceutiques, la pollution radioactive (Tchernobyl, Fukushima…). Que cela soit vrai ou non : imputer l'asthme à la pollution atmosphérique, c'est bien imputer à une cause extérieure une maladie somatique. Que cette cause extérieure soit le produit de nos déchets, les déjections de nos véhicules, et que nos enfants paient pour ces excès renvoie au même type de modèle. Nous n'avons pas fâché un esprit, mais c'est la nature qui se venge. Notre rapport à l'environnement se révèle ici, notre relation à une société perçue comme hostile. Dans quelle mesure n'exprimons-nous pas là un mal de vivre ou une crise de valeurs qui produit ce système d'interprétation causal : le mode de vie engendre des maladies ? Et puis tout cela entre parfaitement dans le cadre des interprétations pasteuriennes de la contagion. On est contaminé par un agent extérieur (« je suis tombé malade »).

## 11. La causalité interne (endogène)

Si le modèle externe postule que la maladie, comme la guérison doivent venir de l'extérieur, le modèle interne amène à considérer la maladie de l'intérieur même du sujet. On va retrouver cette conception dans les interprétations populaires, traditionnelles, mais aussi dans les représentations associées à la biomédecine. Cette conception se retrouve dans les notions de génétique, d'hérédité, mais aussi de tempérament (issu de la médecine des humeurs), de dispositions. Ces conceptions sont tout à fait superposables à d'autres, comme les types caractériels, astraux, ou les profils thérapeutiques présentés dans le cadre de l'homéopathie. On peut distinguer deux modèles. Une variante biologique s'illustre par le courant de la génétique. La personne atteinte, par exemple d'un diabète, ne pourra, dans ce cas, être tenue pour responsable de son affection. L'interprétation de la maladie se place alors du côté du destin et de la fatalité. L'autre variante, psychologique, a été largement diffusée par l'approche psychanalytique qui considère que l'individu crée lui-même sa maladie, inconsciemment (« c'est lui qui s'est fait son cancer »).

## 12. Pourquoi s'intéresser aux parcours de soins des patients ?

Comment conclure (de manière nécessairement temporaire) ce propos introductif ? Je dirai qu'il serait avant tout illusoire de penser que les parcours de soins des malades se limitent à la biomédecine, même en 2024. Déjà, en 1955, Benjamin Paul, anthropologue américain de la santé, l'écrivait. Il y a près de 30 ans, Jean Benoist dirigeait l'ouvrage intitulé « soigner au pluriel ». Faire de l'ethnomédecine, c'est donc avant tout être capable de retracer les parcours de soins, d'identifier et de comprendre les recours, quels qu'ils soient. Ces recours pluriels sont susceptibles d'être phytothérapeutiques ou basés sur des techniques du corps, voire sur une pratique religieuse. Parfois, les traitements sont antagonistes aux traitements prescrits par le médecin (dans le cas de la prise de certains traitements à base de plantes qui viennent contrer les effets des remèdes biomédicaux). En Europe, souvent, et comme Jean-François Humblot l'a montré dans sa thèse consacrée aux itinéraires thérapeutiques des patients atteints de cancers en Franche-Comté (2020), les recours sont complémentaires à la biomédecine. Mais ce n'est pas le cas partout et surtout, il existe de nombreuses aires géographiques où les personnes n'ont qu'un accès limité (voire aucun accès) aux soins biomédicaux. Les médecines traditionnelles sont alors le recours principal, voire la seule possibilité de prise en charge, en cas de maladie. Mais s'intéresser aux parcours de soins, c'est aussi savoir s'il y a danger (quand parfois, les malades se laissent abuser par des charlatans – malheureusement bien réels –). C'est mieux connaître les patients et donc mieux les accompagner. C'est se donner les moyens d'une véritable alliance thérapeutique par la connaissance de la culture et des recours des personnes malades.

Tout ce qui précède n'est malheureusement pas nécessairement encourageant, j'en conviens. Pour autant le temps passe, les rapports évoluent entre sciences médicales et sciences humaines et sociales. De plus en plus de professionnels de la santé prennent conscience de l'intérêt et de l'apport possible de l'anthropologie dans leurs relations aux patients et de manière plus générale, dans leurs prises en charge. J'en veux pour preuve le nombre croissant de formations qui ouvrent leurs portes, depuis une quinzaine d'années, en anthropologie de la santé et en ethnomédecine (à l'APHP de Paris, à l'Université de La Réunion, à l'Université de la Nouvelle-Calédonie). Ces formations sont essentiellement suivies par des médecins, des infirmiers, des sages-femmes, des kinésithérapeutes. L'ouverture récente d'un diplôme d'anthropologie de la santé à l'Université Catholique de Louvain en Belgique se situe dans cette dynamique. Tout évolue, tout se transforme…

## Bibliographie

AMADES (2007). Anthropologie Médicale Appliquée au Développement Et à la Santé. Colloque international intitulé *Anthropologie et médecine : confluences et confrontations dans les domaines de la formation, des soins et de la prévention* ; <https://amades.hypotheses.org/files/2008/09/collamades-pgmresum.pdf>.

Augé, M. (1984). « Ordre biologique, ordre social : la maladie forme élémentaire de l'événement », in M. Augé & C. Herzlich, *Le sens du mal*, Paris, Éditions des archives contemporaines, 35-91.

Bonnet, D. (1988). *Corps biologique, corps social. Procréation et maladies de l'enfant en pays mossi*, Orstom.

Brangier, E. & J. M. Robert (2010). « Manifeste pour l'ergonomie prospective : anticiper de futures activités humaines en vue de concevoir de nouveaux artefacts », *IHM '10 : Proceedings of the 22nd Conference on l'Interaction Homme-Machine*, 57-64.

Collière, M.F. (1990). « L'apport de l'anthropologie aux soins infirmiers », *Anthropologie et sociétés*, 14(1), 115-123.

Coppens, Y. (2012). « Cinquante ans de Paléontologie Humaine, de l'Anthropologie Préhistorique à la Paléoanthropologie », *J. Biol. Res.*, vol. LXXXV, 1, 19-22.

Epelboin, A. (2014). *Approche anthropologique de l'épidémie de FHV Ebola 2014 en Guinée Conakry*. Rapport de recherche, OMS, hal-01090291.

Fainzang, S. (2000). « La maladie, un objet pour l'anthropologie sociale », *Ethnologies comparées,* 1.

Fassin, D. (2000). « Entre politiques de la vie et politiques du vivant : pour une anthropologie de la santé », *Anthropologie et Sociétés*, 24(1), 95-116.

Favret Saada, J. (1977). *Les mots, la mort, les sorts*, Paris, Gallimard.

Genest, S. (1978). « Introduction à l'ethnomédecine : essai de synthèse », *Anthropologie et sociétés*, 2(3), 5-28.

Gobatto, I. & F. Lafaye (2007). « De l'Art d'accommoder le modèle biomedical ou comment rendre "convenables" et "recevables" des protocoles de prévention à Abidjan », *Sciences sociales et santé*, 25(3), 5-28.

Haxaire, C. & A. Zempleni (1995). « L'enseignement d'anthropologie médicale au Département d'Ethnologie de l'Université de Paris X Nanterre », *Journal des anthropologues*, 60, 101-104.

Le Marcis, F. (2010). *Vivre avec le Sida après l'apartheid : Afrique du Sud*, Paris, Karthala.

Good, B., 1998 (1994). *Comment faire de l'anthropologie médicale, médecine, rationalité et vécu*, Synthélabo.

Laplantine, F. (1986). *Étude ethnologique des systèmes de représentations étiologiques et thérapeutiques dans la société occidentale contemporaine*, Paris, Payot.

Loux, F. (1982). *Traditions et soins d'aujourd'hui*, France, InterEditions.

Loux, F. (1978). *Le jeune enfant et son corps dans la médecine traditionnelle*, Paris, Flammarion.

Paul, B. (1955). *Health, Culture and Community : Case Studies of Public Reactions to Health Programs,* Russell Sage Fondation.

Pourchez, L. & S. Dupé (2011). *Les grossesses chez les mineures à La Réunion*, île de La Réunion, Océan Éditions.

Pourchez, L. (2002). *Grossesse, naissance et petite enfance en société créole*, Paris, Karthala.

Pourchez, L. (1999). « Tanbav, Sens et étiologie d'une maladie infantile à l'Île de La Réunion, *Sciences Sociales et Santé* », 7, sept. 1999, 5-27.

Raynaud, H. (2016). « Sciences non poppériennes et sciences humaines : pourquoi tant de haine », in L. Pourchez, *Quand les professionnels de la santé et des sciences sociales se rencontrent*, 10-24. EAC.

Rivers, W. H. (1917). « Medicine, Magic and Religion », *Lancet*, XCV., 919-923, 959-964.

Saillant, F. (1988). *Cancer et Culture. Produire le sens de la maladie*, Lille, Éditions Saint-Martin.

Servais, O. (2020). *Dans la peau des gamers. Anthropologie d'une guilde de World of Warcraft*, Paris, Karthala.

Sindzingre, N. & A. Zempléni (1981). « Modèles et pragmatique, activation et répétition : réflexions sur la causalité de la maladie chez les Sénoufo de Côte d'Ivoire », *Soc Sci Med*, 15, 279-295.

Singleton, M. (2021). « L'APAD – Et après ? », *Anthropologie et développement*, Hors série, 83-94.

Véga, A. (2000). *Une ethnologue à l'hôpital*, France, Éditions des Archives Contemporaines.

Vidal, L. (2008). « L'anthropologie au cœur de la médecine », *Med Sci (Paris)*, 24(10), 879-884.

# 2. COMPAGNONNAGES ENTRE MÉDECINES ET ANTHROPOLOGIE

## Co-constructions et renouvellement des systèmes de soin

Laurent Marty
Anthropologue de la Santé
UCA (Université Clermont Auvergne)

### 1. Introduction L'histoire de Juliette : questions sur l'apport de l'anthropologie

Juliette est médecin généraliste dans un bourg rural. Elle reçoit depuis quelques mois une nouvelle patiente. Elle est originaire d'un pays de l'Est, et son mari est français. Ils sont arrivés récemment dans le village avec leurs 3 enfants, avant, ils habitaient une grande ville. Ils ont quitté la ville dans l'espoir de sortir de la précarité, ils se retrouvent dans la précarité rurale. La femme se plaint des grossesses qu'elle ne voulait pas, et aussi de la violence de son mari. *Il vous frappe ?* Demande Juliette. *Non, répond la patiente, je ne l'accepterais pas.* Cette fois-ci la patiente est venue parce qu'elle a des pustules partout. Elle ne veut pas voir le dermatologue : *Je sais que c'est intérieur*, dit-elle. Juliette, racontant cette histoire dans un *focus group*, fait cette remarque : *J'ai pensé que c'était une question interne comme par exemple une inflammation, et ensuite j'ai compris qu'elle parlait d'intériorité.*

Les anthropologues sont assez souvent sollicités pour travailler sur la rencontre avec des personnes originaires d'autres cultures. J'ai retenu la leçon de mes maitres en anthropologie (je pense à Georges Balandier et Louis Vincent Thomas) : ils avaient séjourné de longues années en Afrique et ailleurs et travaillaient maintenant « chez nous », dans notre propre culture. Pour eux, l'anthropologie de « l'autre chez nous » n'est pas si différente de l'anthropologie de l'autre lointain.

Dans la situation que rapporte Juliette, disposer d'une connaissance de cette culture (et des pratiques de l'interculturalité) est utile, et sera sans doute une ressource à mobiliser. Mais surtout cette situation clinique fait partie de ce que les médecins généralistes et autres soignants ont appelé les « situations complexes ». Un premier balayage à l'aide des références biomédicales permet de poser des repères et des hypothèses, mais n'ouvre pas sur un diagnostic précis. L'empathie permet d'être à l'écoute du vécu du patient, mais elle a ses limites. La souffrance qui l'a conduit chez le médecin est pourtant bien présente, parfois très forte, et la médecin ressent une certaine impuissance qui peut l'affaiblir à son tour.

Que peut l'anthropologie dans ce type de situation ? La démarche que nous allons développer ici a été la suivante :

- Étudier un assez grand nombre de situations, pour voir ce qu'elles ont de commun et de différent, et essayer de conceptualiser des lignes de cohérence utiles dans la pratique.
- Partir de l'expérience vécue racontée personnellement, pour activer les ressorts narratifs.
- Travailler en dynamique de groupe, pour faire agir l'intelligence collective.

Cela fait ressortir la manière dont les acteurs impliqués (patient, proches, médecin, etc.) vivent cette expérience, et produisent de la réflexivité et des réponses : ils élaborent une connaissance active, c'est-à-dire en quelque sorte une anthropologie de leur propre situation, qui est à prendre en considération.

Au fil des années, les différents acteurs (patients comme médecins) ont développé et amplifié ces compétences peu visibles, au point qu'elles sont devenues des composantes importantes du renouvellement en cours de nos systèmes de soin.

À un certain moment, nous le verrons, nous arrivons aux limites de cette démarche, à l'endroit où ça bloque. Alors s'ouvrent d'autres perspectives.

Ce type de démarche fait partie de ce qu'on appelle aujourd'hui la Recherche Qualitative, élaborée à partir de l'anthropologie et de diverses autres approches. Ce que je trouve intéressant dans cette appellation (Recherche Qualitative) est qu'elle ne peut pas être réduite à une technique qu'il suffirait d'appliquer. Il existe de très nombreuses déclinaisons et en fait, il appartient à chaque chercheur d'élaborer la méthode qui convient à son terrain et sa personnalité, sur la base d'un cadre qui est plus exigeant qu'un ne l'imagine souvent[17]. Pour ma part j'utilise la méthode des 5 étapes et des 5 compétences que je présenterai brièvement.

En ce qui concerne les références conceptuelles, c'est une question assez délicate, car les médecins ont un cadre de référence extrêmement élaboré, et les anthropologues proposent en général de faire un pas de côté pour explorer d'autres références... Nous y reviendrons.

Dans le domaine des concepts, nous disposons aussi d'abondantes ressources, liées à la période de troubles que nous traversons générant un grand nombre d'explorations et d'analyses. Il n'existe pas de catégories préétablies qui nous permettent d'avoir une réponse définitive aux situations comme celle racontée par Juliette. Pas de catégorisation définitive pour qualifier la Médecine : elle est faite par des hommes

17 Voir Olivier de Sardan (2008).

et des femmes qui tentent de soigner des hommes et des femmes et utilisent pour cela, comme dans toutes les cultures, les techniques les plus appropriées dont ils disposent[18].

Les concepts sont *des histoires qui aident à raconter des histoires*[19], et l'approche narrative (chère à Paul Ricoeur) demande une grande attention à l'expérience vécue et au vaste mouvement de la connaissance conceptuelle qui nous entoure. Cela relève de la navigation, et il existe des techniques pour cela, intégrant les outils numériques contemporains (moteurs de recherche, IA…). Nous prenons place alors dans une sorte de scénario interactif, où tous les acteurs sont chacun à sa manière des co-auteurs.

Comme pour les méthodes, nous sommes amenés *nous autoriser* à produire là où nous travaillons des concepts vivants, qui aident à s'y retrouver.

Mes deux concepts favoris pour l'anthropologie de la santé actuelle sont *le Tournant Qualitatif* et *l'attention soignante*. Aujourd'hui vient s'ajouter un troisième : *Troubles et renouvellement*.

## 2. Les trois questions que je vais travailler avec vous

**1. Questions de méthodes :** le Tournant Qualitatif. Depuis 30-35 ans, on assiste à la convergence entre les approches quantitatives et les approches qualitatives, et plus généralement entre le biomédical et l'humain. Les méthodes qualitatives sont aujourd'hui installées dans tous les domaines de la Santé sans exception (je vous invite à faire le test). De marginales elles sont devenues ensuite une méthode d'observation appréciée (mais que l'on pouvait déléguer à des méthodologistes). Elles sont maintenant intégrées comme composantes

18 Lévi-Strauss (1962).
19 Haraway (2018).

de base de toute recherche dès lors que des êtres humains sont concernés.

Attention ! Le qualitatif n'est pas une rupture avec les chiffres ! Quantitatif et qualitatif sont inséparables, quel que soit le terrain ! Le qualitatif sert souvent de phase préparatoire à une étude quantitative, ou bien peut être suivi d'une extension quantitative, et il existe aussi des méthodes mixtes. C'est de *qualité humaine* qu'il s'agit. La relation, les émotions, l'affect, font partie des réalités de l'activité de soin. Si on ne les prend pas en considération, on évacue une partie de la réalité, on n'est donc plus dans la démarche scientifique. Si on les intègre, on permet à l'intelligence collective (aussi bien rationnelle qu'émotionnelle) de se déployer. La Recherche Qualitative est l'outil privilégié des soignants pour naviguer dans les Humanités sans renier pour autant leur expertise biomédicale.

**2. L'attention soignante.** Ce mouvement est une transformation de *l'expertise soignante* : là où durant quelques décennies avait prédominé la science biomédicale, comme critère principal voire hégémonique du progrès en matière de santé (justifié par des résultats d'une ampleur jusqu'alors inconnue), on arrive aujourd'hui à une configuration hybride : l'attention soignante est un mix entre les sciences et techniques biomédicales et le *care*, et devient aujourd'hui le moteur des transformations dans notre système de soins.

**3. Troubles et renouvellement.** Tout ce qui a bien marché jusqu'ici, faisant de notre système de soins un des meilleurs du monde, semble aujourd'hui limité, bloqué, avec le sentiment d'une menace d'effondrement.

La capacité de réponse à ce trouble existe, consolidée avec le Tournant Qualitatif. Comment l'étendre, comment l'investir dans le processus de renouvellement qui est enclenché ?

## 3. L'histoire de la vieille dame qui voulait dormir

En 2007, je suis sollicité pour former à la recherche qualitative l'équipe du tout nouveau Département de Médecine Générale de la Faculté de Médecine. La médecine générale a été reconnue en 2004 comme discipline universitaire à part entière, digne d'être enseignée à l'Université, comme le seront les soins infirmiers un peu plus tard, en 2011.

Les médecins généralistes souhaitent intégrer des approches permettant de prendre en considération *l'humain,* pour une approche scientifique appropriée à la réalité de leur pratique.

Nous montons un programme de formation étalé sur 18 mois.

Le premier jour de la formation, nous enchaînons les exposés, sans *powerpoint*, ce qui surprend un peu nos interlocuteurs : la rencontre entre Sciences Humaines et Médecine ne va pas de soi, des efforts seront nécessaires de part et d'autre pour d'abord construire des ponts, et ensuite trouver des langages communs.

Nous présentons l'anthropologie telle qu'elle a été pratiquée dans les pays exotiques, avec des textes de Malinowski, Lévi-Strauss, et Geertz. Puis l'usage qui en est fait « chez nous » : les enquêtes sociales, l'école de Chicago, Palo Alto aux origines de la révolution numérique. « Les humanités » sont un territoire vaste et passionnant, qui est peu abordé dans les études de médecine à l'époque. Notre intention est de donner envie de l'explorer, en soulignant qu'il existe des méthodes pratiques et accessibles pour s'y retrouver dans cette *terra incognita*.

Nous faisons un petit passage sur l'usage, massif, des méthodes qualitatives dans l'économie numérique, le design, le marketing et le développement territorial. Dans ces domaines, la recherche qualitative a fait les preuves de sa puissante capacité transformatrice. Puis nous en venons à la recherche qualitative dans les conditions particulières de la santé.

Ce n'était pas seulement, et pas principalement, une formation théorique. Notre intention était que les généralistes puissent s'approprier la démarche et l'utiliser dans leur propre recherche. Pour faciliter l'approche, nous présentons comme cadre de base les 5 étapes qui constituent le noyau commun à la plupart des approches qualitatives[20] : 1. La question de départ : problématisation /2. Création de la méthode : entretiens, *focus group*, observation... /3. Réalisation de l'enquête /4. Analyse /5. Publications.

Après quelques tâtonnements nous mettons en place une méthode fondée sur l'entraînement par la pratique, avec l'idée de déboucher ensuite, si c'est possible, sur la construction d'une recherche.

Nous faisons donc des exercices d'entraînement à l'observation, l'entretien individuel, l'entretien de groupe. Autant de techniques que les médecins généralistes utilisent couramment dans le cadre de leur exercice. Tout se joue sur la confirmation, mais aussi le pas de côté à faire par rapport à ces pratiques habituelles. Les « techniques humaines » ne sont plus un aspect connexe de la pratique, pratiqué dans l'ombre des sciences et techniques biomédicales. Les techniques de l'humain sont abordées avec la même exigence que les techniques biomédicales, mais en utilisant un processus de connaissance et des outils très différents. Et elles ont une particularité générique : on ne peut pas les appliquer de manière mécanique et standardisée, elles comportent toujours une part d'implication personnelle, d'incertitude et de bricolage,

20 La méthode que j'utilise a été élaborée au fil des terrains et enseignements, avec pour objectif d'être à la fois efficace comme outil de production des connaissances, et accessible à des non-spécialistes. Cette formalisation simple de la Recherche Qualitative concilie les références anthropologiques, les critères des grilles d'évaluation internationale et la rencontre avec les acteurs de terrain.

car elles engagent les affects, les émotions, tout ce qui est en jeu dès lors qu'on entre en relation avec une personne.

L'outil le plus significatif, et particulièrement puissant dans la production de connaissances est l'entretien de groupe, ou *focus group*.

Pour s'entraîner à la technique du *focus group*, nous demandons aux participants à la formation de présenter des situations vécues·

Un médecin raconte une consultation de la semaine précédente : une vieille dame vient le voir, épuisée : « *Je voudrais quelque chose pour dormir* ». Le médecin suit depuis plusieurs années sa famille, il nous raconte le *background* : l'époux de la dame est décédé d'un cancer l'an dernier, une de ses filles s'est suicidée il y a deux ans, laissant 2 enfants, l'autre fille a des difficultés pour trouver du travail.

Je pose d'autres questions, et j'invite les participants du *focus group* à en poser, pour essayer de voir s'il n'y a pas des ressources dans la famille ou autour pour soutenir sa patiente. Mais non, rien. La gravité de la situation s'épaissit, et le *focus group* est un outil d'investigation très efficace...

J'arrête alors la discussion, et je boucle positivement : en l'état actuel de la réflexion, quelles pourraient être *les réponses* du médecin généraliste ? Nous parvenons à des propositions assez précises. Cependant, une transformation s'est produite ; en approfondissant la réflexion du médecin sur cette situation, nous parvenons à quelque chose de nouveau.

Un des médecins participant à la formation m'en reparle trois semaines après : « *Est-ce que tu ne crois pas qu'avec la recherche qualitative, on ouvre la boîte de Pandore ?* ». Dans la manière dont il en parle, j'entends à la fois une réelle inquiétude (la sécurité du métier de médecin mise en question) et à la fois une curiosité, l'envie d'aller plus loin, comme un défi lancé à la science et à l'art de la médecine.

Ainsi s'ouvre une autre porte (en plus des réponses inventoriées dans le *focus group*) : le projet de recherche.

# 4. Quand et comment s'engager dans une recherche ?

## 4.1. Construction de la question de recherche (Étape 1)

Au terme de la formation, il apparaît que nous avons soulevé une question assez importante, plus importante qu'elle semblait au premier abord. L'histoire de la vieille dame a créé une certaine émotion. Son écho est revenu à plusieurs reprises dans les séances suivantes de la formation à la recherche qualitative. D'autres situations analogues sont apparues au fil des exercices d'entraînement. Plusieurs médecins ont parlé par exemple de la complexité des consultations avec les jeunes consommateurs de cannabis. Elles mettent souvent tout le monde en difficulté, parents, ados, et médecin. Quelque chose alors attire notre attention : *les médecins inventent des scénarios, parfois très élaborés*, avec le jeune et les parents ou d'autres proches, pour tenter de démêler la complexité. C'est l'élément qui va nous faire franchir le pas, oser aller plus loin.

On arrive à des situations qui n'entrent pas dans les pathologies connues, répertoriées et protocolisées. Évidemment, c'est là que la curiosité scientifique est chatouillée. L'idée avait été avancée pendant la formation de prolonger par une recherche. S'il y a une recherche à faire, c'est là.

Tant de situations complexes qui se répètent, ça intrigue. Pour tenter d'y voir plus clair, nous élargissons le cercle à d'autres médecins qui n'ont pas participé à la formation. Est-ce qu'ils connaissent eux aussi, dans le quotidien de leurs consultations, ce type de situation ? Nous réalisons une série d'entretiens individuels exploratoires, auprès de huit médecins généralistes. Tous confirment qu'ils vivent régulièrement ce genre de situation dans leurs consultations, et certains se proposent pour participer à la recherche.

Nous retrouvons le même effet qu'avec le *focus group* du début. Les souffrances apportées par les patients sont à fleur de peau. La liste des situations « lourdes » s'allonge, il devient évident que ce ne sont pas des exceptions rares, mais bien des évènements fréquents, vécus par tous les médecins avec une certaine gravité. Nous sommes devant un problème de santé d'autant plus intriguant qu'il est peu visible et qu'il échappe à une définition précise. Ce qui était une formation à la recherche qualitative finalement s'est transformé en une recherche à part entière.

Nous nous mettons d'accord sur cette question de départ pour la recherche[21] : « *Les souffrances ordinaires apportées par les patients, et les réponses ordinaires du médecin* ».

## 4.2. Quelle méthode choisir ? (Étape 2)

L'enquête exploratoire nous apporte deux choses : d'abord elle confirme notre hypothèse sur le phénomène « souffrances ordinaires » et sa possible gravité. Ensuite elle ouvre une deuxième hypothèse en forme de perspective : les réponses élaborées par les médecins avec leurs patients, comme prolongement actif, clinique, de leur humanité professionnelle.

Je retrouve une *qualité* des métiers du soin que je connaissais pour l'avoir étudiée chez d'autres soignants, cette anthropologie propre aux professions de santé que j'ai nommée « *l'attention soignante* ».

Je comprends vraiment maintenant ce qui a motivé des médecins généralistes à s'intéresser à la recherche qualitative. Je comprends mieux aussi mes motivations à entreprendre un

21 L'ensemble de l'enquête sera réalisé en coopération entre le Dr Benoit Cambon, professeur au Département de Médecine Générale, et moi (Les analyses anthropologiques n'engagent que ma responsabilité).

travail de recherche avec eux : leur manière d'être attentif à l'autre entre en connexion avec tout ce qui m'importe dans le métier d'anthropologue.

Une fois la question de recherche définie, nous passons à la deuxième des cinq étapes de la Recherche Qualitative : la création de la méthode, ce que les anglo-saxons nomment le design de la recherche. L'idée est de reprendre les éléments rassemblés dans la phase exploratoire, de les retravailler et de les approfondir. Pour cela nous mettons en place une série de *focus groups* composés de médecins généralistes volontaires.

Le *focus group* est mon outil de travail favori, non seulement parce qu'il est d'une grande puissance dans la production de connaissances, mais aussi parce que ses effets immédiats sur les participants sont remarquables – c'est une question importante : les techniques que nous utilisons ne sont réellement cohérentes et efficaces que si elles participent en même temps à la création de lien et de sens, c'est-à-dire aux fondements psychosociaux de la santé. Mais l'entretien individuel est aussi un outil de grande qualité – les deux sont d'ailleurs souvent utilisés ensemble.

L'efficience du *focus group* vient du fait qu'il active quatre ressorts basiques et puissants : le récit, la dynamique de groupe, l'initiative personnelle et l'expérimentation[22].

### 4.3. Réalisation de l'enquête, l'épicentre vivant de la recherche (Étape 3)

Le premier *focus group* a pour objectif de faire un inventaire des « situations complexes » rencontrées par les médecins dans leurs consultations. Chaque participant présente rapidement deux ou trois situations. Dès le début, l'émotion que suscitent ces situations est présente, et s'amplifie jusqu'à donner le sentiment d'un déferlement que l'on a peine à arrê-

22 Marty (2021).

ter ! Une fois fini le premier tour de table, de nouvelles situations reviennent à l'esprit, et ça repart !

Dans les *focus groups* suivants, nous reprendrons plus dans le détail des situations, en affinant les angles d'approche à mesure que nous avançons. Nous réalisons ainsi cinq *focus groups*, jusqu'à arriver à ce qu'on appelle la saturation, et cela produit une somme très importante d'informations et d'éléments d'analyse.

Chaque récit est une tranche de vie d'un patient ou d'une famille, et met en évidence cette caractéristique de la pratique du médecin généraliste : il est en première ligne, souvent la première personne que le patient en souffrance viendra voir. L'inventaire des « souffrances ordinaires » est impressionnant, au point que le mot « épidémie » est prononcé.

Entre les deuils, les séparations, les épreuves liées à une maladie de longue durée ou les vieillesses dramatiques, c'est un vaste univers de souffrances bien réelles, mais peu visibles qui remonte à la surface.

Le terme « souffrances ordinaires » a fait débat : ne vaut-il pas mieux parler par exemple de *souffrances existentielles* ? Nous avons opté pour « ordinaires » parce qu'elles ne relèvent pas d'une pathologie avérée appelant une prise en charge clairement définie elles font partie des maux « habituels » de la vie d'aujourd'hui.

Le mot « ordinaire » est aussi intéressant parce qu'il parle de quelque chose que nous avons en commun. Qui est là, entre nous. Si nous adoptons ce point de vue, nous n'avons plus seulement un patient et un médecin, mais des compagnons d'humanité. Nous sommes dans le compagnonnage[23].

23 Je suggère de ne pas entendre le mot « compagnonnage » seulement comme une jolie métaphore humaniste. Il s'agit d'un fait socio-anthropologique d'une grande intensité, décisif dans le fonctionnement des sociétés contemporaines tant marquées par l'isolement et la perte du sens vivant.

Quelque chose attire à nouveau notre attention : *les médecins inventent des scénarios, parfois très élaborés*, avec le patient, et les proches, pour tenter de démêler la complexité. Par exemple, une ado est venue voir une des médecins du groupe. Elle est enceinte. La médecin lui pose cette question : « *Est-ce que c'est bien ce que tu veux ?* ». Nous découvrons que chaque médecin s'est construit une sorte de bibliothèque de micro-scénarios dans laquelle il puise en fonction des situations.

Nous arrivons à cette conclusion banale et évidente, mais décisive quand les souffrances ordinaires deviennent une « épidémie » : le cabinet du médecin généraliste est un lieu où le médecin et le patient, dans le temps bref d'une consultation ou dans le temps long des générations, élaborent des scénarios interactifs.

Revenons à l'histoire de Juliette vue au tout début. La nouvelle patiente qu'elle reçoit depuis quelques mois, cette fois-ci, la patiente est venue parce qu'elle a des pustules partout. Elle ne veut pas voir le dermatologue : *Je sais que c'est intérieur*, dit-elle.

Juliette, racontant cette histoire dans le *focus group*, a fait cette remarque : *J'ai pensé que c'était* une question interne *comme par exemple une inflammation, et ensuite j'ai compris qu'elle parlait d'intériorité*.

La patiente a réfléchi sur sa maladie et sur le lien avec son mode de vie. Sa réflexion fait réfléchir le médecin.

Les séries dites médicales ont abondamment puisé dans ce type de situation (je pense par exemple à *Grey's anatomy* ou *New Amsterdam*) car il représente le modèle parfait du scénario interactif où la richesse des relations peut être mise en valeur de façon vivante, voire poignante.

Il n'y a pas que les auteurs de séries télévisées qui s'intéressent aux dialectiques étonnantes de la réflexivité contemporaine. C'est depuis une quinzaine d'années un des thèmes centraux des recherches en Sciences Humaines. Ça veut dire quoi, dans le sujet qui nous intéresse? Ça veut dire que les patients n'ont pas seulement des demandes, ils ont aussi des réponses et des ressources, face à la difficulté de vivre. Et ces ressources, en relation avec les moyens de communication modernes, ils les développent de plus en plus. La relation médecin/patient tend à devenir moins asymétrique. Est-ce le médecin généraliste qui fait bouger le patient, ou le patient qui fait le médecin généraliste, presque à son insu[24]? Les deux aspects semble-t-il sont indissociables[25].

### 4.4. Conceptualisation : mettre des mots sur une situation (Étape 4)

Nous arrivons maintenant à l'analyse. C'est l'étape 4 dans les cinq étapes de la Recherche Qualitative présentées plus haut.

L'analyse ne vient pas *après* les 3 premières phases (c'est une des différences entre une étude statistique et une étude qualitative). En effet, le travail de « problématisation » de la question de départ, puis l'élaboration de la méthode, sont déjà un travail d'analyse. Mais surtout, la réalisation de l'enquête produit en elle-même un résultat important. C'est le moment de la *rencontre* entre le chercheur et les acteurs et leurs situations. C'est un travail d'analyse interactive, qui transforme la réalité. Avant et après un *focus group* ou une série d'entretiens, « les gens » ne sont plus tout à fait les mêmes. Dans certaines situations, avec les recherches interventionnelles, le résultat principal est produit lors même de la réalisation de l'enquête, dans ce qu'on appelle un processus performatif.

Dans notre recherche avec les médecins généralistes, l'implication des participants donne des informations sur l'im-

24 Haxaire *et al.* (2005) parlent de » ce savoir pratique que les médecins ...possèdent presque à leur insu ».

25 Le patient d'aujourd'hui, à travers les épreuves de la maladie, est dans une interaction fortement génératrice avec les dynamiques de réflexivité personnelle et collective : cf Marty (2013).

portance des « situations complexes » et des souffrances ordinaires dans leur activité. Au fil des entretiens préalables et des 5 *focus groups*, nous parvenons à un inventaire des situations rencontrées par les médecins généralistes : c'est une longue liste disparate, et surprenante parce qu'elle n'entre pas dans une logique biomédicale commune, c'est-à-dire le cadre habituel de l'analyse clinique. Tout semble indiquer qu'il y a une logique, une cohérence dans cette longue liste incohérente, mais elle échappe aux critères de jugement habituels, ceux pour lesquels le médecin a fait de longues années d'étude.

Au terme de ce travail nous disposons d'un volumineux matériau : l'ensemble des verbatims des entretiens et des *focus groups*, transcrits intégralement. J'utilise habituellement l'analyse thématique. Je fais une ou plusieurs lectures des verbatims, pour dégager dans un premier temps l'ensemble des thèmes et questions abordées, puis progressivement les regrouper et finalement arriver à une présentation synthétique rendant compte de ce que nous avons appris.

En même temps que nous procédons à l'analyse des verbatim, nous reprenons la recherche documentaire démarrée au moment de la construction de la question de recherche, de manière à la fois large et plus ciblée, car nous avons maintenant trois thématiques qui se dégagent de l'analyse (gravité des souffrances ordinaires, difficulté de dire, et réponses des médecins).

Phénomène classique en recherche qualitative : sur chacune de ces trois questions, il existe une abondante littérature. De très nombreux travaux traitent de la gravité des souffrances ordinaires comme manifestation de la difficulté de vivre contemporaine, et de la difficulté de dire ces souffrances.

Ça peut paraître contradictoire avec notre constat de départ selon lequel il existait peu de littérature sur le sujet. La littérature que nous trouvons maintenant est abondante, mais fragmentée, provenant de multiples sources et approches.

Les souffrances ordinaires et situations complexes sont souvent abordées de façon connexe, indirecte, parce qu'elles n'entrent pas clairement dans les grilles de lecture existantes. Elles ne peuvent donc pas apparaître dans la bibliographie comme un phénomène cohérent nommé comme tel. En naviguant dans les ressources documentaires, l'état de la question que nous travaillons prend forme. Elle est très largement présente, mais de manière latente, souterraine et peu visible, cheminant en de multiples lieux sous des formulations diverses. Par notre observation participante, nous nous inscrivons dans un mouvement dont nous voyons bien la gravité et la puissance, mais qui n'est pas encore advenu au grand jour.

C'est précisément le pas qui sera franchi dans les années suivantes : la multitude des souffrances vécues individuellement entre en ce moment même, on pourrait dire depuis 2016-2017) dans le récit collectif comme une problématique commune analogue à une épidémie.

Les médecins généralistes et autres soignants ont une place particulièrement active, créative de liens et de sens dans ce mouvement du fait de leur pratique de l'Attention Soignante en *front line*.

La recherche documentaire, et le travail sur les concepts qu'elle alimente sont une question particulièrement sensible dans le compagnonnage entre sciences humaines et médecine. Pendant toute la période de la révolution scientifique et technique de la médecine, il y a eu une focalisation sur les références et méthodes proches des Sciences dures. Une telle focalisation était certainement indispensable, pour parvenir aux progrès colossaux qui ont été réalisés. Mais dans le même temps, cette démarche s'est structurée comme un univers se suffisant à lui-même, et a laissé de côté les dimensions humaines de la médecine.

Avec le tournant qualitatif, on assiste à un retour général vers l'humain, dans tous les domaines de la médecine. Mais il n'en reste pas moins une hésitation pour les médecins à entrer dans cet univers qui leur paraît encore comme étranger, comme une Terre Inconnue – c'est moins le cas pour les infirmiers et les autres professions soignantes.

Les sciences humaines arrivent là-dessus avec une somme importante de connaissances élaborée par une pluralité de disciplines, ce qui peut paraître un peu décourageant – d'autant plus si les chercheurs en sciences Humaines arrivent avec l'idée qu'*eux savent* sur l'humain, tandis que les médecins ne savent pas...

Bref un travail d'accordage est à faire !

Cependant, s'accorder ne veut pas dire fusionner. À un moment les chemins se séparent. Les médecins produisent une connaissance qui s'inscrit dans un processus spécifique. Et l'anthropologue dans un autre processus de connaissance : il procède à des comparaisons, des rapprochements conceptuels, pour resituer les pratiques étudiées dans le fonctionnement général des sociétés. Deux processus différents, mais complémentaires. Le travail qu'il y a à faire pour activer cette complémentarité est à la fois un *travail sur nous* et un *travail sur soi* de chaque acteur – passionnant, et satisfaisant : un bon anxiolytique !

### 4.5. Publications (Étape 5) et prolongements de la recherche

La phase principale de notre recherche est terminée. Après les premiers entretiens exploratoires, la série de *focus groups*, les entretiens de validation, après l'analyse et la recherche documentaire, nous sommes entrés dans une autre phase de la recherche, moins structurée, mais pas moins productive : nous « publions » nos résultats, dans des revues, dans des colloques et conférences en France et d'autres pays. Ensuite, la recherche est relayée par des thèses d'internes en médecine générale, qui retravaillent les résultats et explorent de nouvelles pistes.

Gravité des souffrances ordinaires. Au terme de notre recherche, les entretiens et les *focus groups* ont permis de dresser un inventaire, sans prétention d'exhaustivité, mais qui ne laisse pas de doute sur la gravité de ces situations complexes que nous avons nommées souffrances ordinaires. Gravité d'autant plus préoccupante qu'elle est peu visible, et échappe à une définition précise.

Chaque histoire est ***une épreuve existentielle*** : la gravité apparaît dès le tout premier *focus group* réalisé à titre d'exercice dans la formation : l'histoire de la vieille dame, explorée avec la puissance des outils du *focus group* a marqué les esprits. Pourtant, c'est juste l'histoire ordinaire d'une vieille dame ordinaire comme le médecin généraliste en reçoit tous les jours dans son cabinet, pas quelqu'un dont on parlera au journal télévisé. Cette femme, à ce moment de sa vie, tous les maux du monde se concentrent sur elle. Son existence se rapproche dangereusement de l'enfer.

L'enquête, avec les récits et les échanges en dynamique de groupe, a permis aux médecins généralistes présents de dire cette gravité, de l'exprimer ensemble, en écho, c'est déjà important. Et de commencer à faire apparaître les différents éléments qui conditionnent ces situations.

Ce sont des choses qu'ils connaissent, mais l'enquête donne d'abord le temps pour les entendre, et ensuite les outils pour les formuler et les analyser.

Le mot épidémie est apparu naturellement, tandis que l'inventaire des situations s'allongeait. Avec la conscience que parler d'épidémie, c'est juste une image, dans la mesure où les souffrances ordinaires ne sont pas transmissibles (encore que, des formes de « contagion » existent), d'origine bactérienne ou virale... Mais elle touche tellement de personnes qu'elle mérite autant d'attention qu'une épidémie, voire une pandémie ! Progressivement ce phénomène massif va sortir de l'ombre, avec d'abord l'affaire du *shitlife syndrom* en 2016-2017[26], puis en second plan, dans l'ombre de l'autre épidémie, la vraie, en 2020. Avant qu'elle ne se retrouve au centre des enjeux politiques.

La difficulté de dire. Les souffrances ordinaires ne sont pas encore installées dans le sens commun, les patients ont beaucoup de difficulté à en parler et les médecins aussi. Elles ne font pas partie de ces questions cliniques que l'on travaille « normalement » dans les congrès et les enseignements.

Cette question revenue sans cesse finalement est apparue comme une thématique centrale dans notre recherche, comme un défi à surmonter.

Il n'y a pas de place à cette époque (autour de 2010) pour les souffrances ordinaires dans notre récit collectif, elles apparaissent comme un « récit qui manque » – cela fait partie aussi de la gravité du problème, on s'en rendra compte quelques années plus tard quand ces souffrances non-dites adviendront au centre des débats public.

En racontant ces situations, et en cherchant à les nommer, nous avons apporté une (modeste) contribution. L'activité qui consiste à chercher le bon mot est intéressante (et compte à part entière dans la recherche) parce qu'elle nous informe sur la manière dont les acteurs conçoivent (ou peinent à concevoir) les souffrances ordinaires.

Les réponses ordinaires des médecins et des patients. Ce troisième volet des résultats est important parce qu'il ouvre directement sur les transformations actuelles et les ressources existantes pour y être actif et créatif.

Chaque histoire de souffrance ordinaire racontée est en même temps le récit de la manière dont le médecin reçoit cette situation, s'interroge et construit des réponses. Nous

26 En (2016)-2017, la presse attire l'attention sur ce phénomène : pour la première fois depuis un siècle, l'espérance de vie baisse en Grande Bretagne. Des médecins résument ainsi le problème de leurs patients : « Shitlife syndrome », littéralement « le syndrome d'une vie de m... ».

avons vu comment il s'est construit une sorte de bibliothèque de réponses : comment répondre à cette jeune adolescente qui hésite à dire qu'elle est enceinte ? Comment avancer dans l'imbroglio souvent extrêmement complexe de la souffrance au travail, ou de la souffrance que déclenche une séparation ?

Ici on a déjà la réponse à la difficulté de dire, au récit qui manque : le travail de mise en mots que fait le médecin avec le patient est déjà une construction du récit collectif[27].

Deux remarques à ce sujet :

1. La première chose qui attire l'attention c'est le caractère peu visible de ce travail, pourtant intense. Ce phénomène est aujourd'hui bien connu : c'est le *travail invisible* dont parle Donald Schön (1993) dans son célèbre ouvrage *Le praticien réflexif*, et abondamment exploré par les théoriciennes du *care*.
2. Ce travail est une production interactive entre le médecin et le patient – l'histoire de Juliette est parlante à ce sujet. C'est aussi un thème central dans les démarches d'éducation thérapeutique et de médecine narrative. Elle est amplifiée par le développement des patients-partenaires.

Ce *travail d'élaboration*, nous l'avons entendu parce que nous étions sur le terrain, pas dans la théorisation en altitude. Il va devenir le centre de notre étude. De fil en aiguille, nous allons découvrir qu'il rassemble une multitude d'acteurs engagés dans le même type de pratiques, et qu'il est amplifié par un très puissant courant de « mise en culture » notamment par le cinéma et les séries télévisées. Nous découvrons aussi que les différentes conceptualisations convergent, se connectent,

27 La médecine narrative a abondement travaillé ces questions, et fait partie des outils qualitatifs de haute qualité qui se sont développés avec le Tournant Qualitatif. Les RSCA (récits de situation complexe authentiques), méthode pédagogique largement utilisée en médecine générale, sont d'ailleurs issus des travaux anglo-saxons sur « la recherche narrative ».

et finissent par constituer un cadre cohérent et sécurisant adapté à la difficulté de vivre contemporaine, renouvelant les cadres de pensée issus de l'époque antérieure.

Les effets immédiats. La recherche produit un effet immédiat pour le positionnement et les ajustements des pratiques des médecins généralistes. Elle amplifie la réflexivité déjà existante. De ce fait elle participe à l'habitude de prendre pleinement *l'humain* en considération dans la recherche scientifique en médecine, au même titre que les données relevant des sciences telles que la biologie. Ce qui était, souvenons-nous en, l'objectif des médecins généralistes quand ils se sont formés à la recherche qualitative.

Les limites, et les perspectives qu'elles ouvrent. Le cinquième résultat de cette recherche, ce sont les limites de notre étude, et les perspectives qu'elles ouvrent. Nous avons repéré deux niveaux de limites[28] :

- La question de **la coordination**. De tous côtés qu'on se tourne, les réponses dépassent ce que peuvent faire ensemble le patient et le médecin, et appellent une capacité de coopération élevée entre tous les acteurs du soin. De multiples initiatives existent dans ce sens, mais la fragmentation de notre système de soin est un obstacle important.
- **« Le récit qui manque ».**
  C'est comme ça que nous avons nommé le fait que notre récit collectif, à cette époque-là, n'avait pas encore construit de place à cette problématique des formes modernes de la difficulté de vivre, ni pour le type de travail que ça demande. Pour traduire cela en termes anthropologiques : à côté du travail productif de biens

28 Je ne parle pas ici des limites habituelles de la Recherche Qualitative : le travail approfondi avec un échantillon réduit de personnes demande à être comparé avec d'autres lieux de recherche, et surtout étendu à l'aide de recherches quantitatives.

et de services, il y a un autre type de travail, celui d'entretenir les relations et le sens. Ici nous sommes en défaut. L'anthropologue Veena Das parle dans *Voix de l'ordinaire* de *l'absence d'un langage établi sur lequel on pourrait se reposer*[29].
Ces deux limites seront largement confirmées dans les années suivantes, en même temps que la capacité que nous avons d'y répondre.

## 5. Conclusion : extension des souffrances, extension des réponses

Au fil des années, la gravité et la fréquence des souffrances ordinaires que nous avions constatées vont se trouver confirmées, de même que l'hypothèse d'une « épidémie ». Ce fond de souffrance qui a échappé à l'attention des décideurs (mais pas à l'attention des soignants et des autres acteurs de proximité) apparaît de plus en plus clairement comme quelque chose qui est en train de « pourrir nos sociétés ». On se rend compte alors que la souffrance indicible se transforme en rage[30]. C'est à ce moment-là que la bascule se produit : on passe de l'invisibilité, de la difficulté de dire à la mise en lumière (fascinante) sous les feux croisés des projecteurs.

L'épidémie, « la vraie », en 2020, va faire ressortir toutes ces souffrances peu visibles et si difficiles à dire, ainsi que la capacité des soignants à coconstruire des réponses quand l'urgence de la situation le demande. L'extension massive de la réflexivité existentielle, véritable *travail sur nous*, est un des bilans les plus remarquables de l'épisode pandémique. La pandémie est aussi une prise de parole d'une énorme ampleur, parfois chaotique et conflictuelle, mais qui transforme notre récit collectif. On dépasse alors « *le récit qui manque* », signalé par notre recherche comme une des limites.

29 Das (2021).

30 Dubet (1987) et da Empoli (2019).

De tout côté qu'on se tourne, répondre à la nouvelle « épidémie » des souffrances ordinaires sort du cadre de ce que peuvent faire localement le patient et le médecin. Là se trouve une faille, un défaut structurel de notre système de soins, la fragmentation, et la fracture entre l'intelligence des praticiens et la prise de décision strictement pyramidale. C'est la deuxième limite rencontrée dans notre recherche, qui appelle à reconfigurer en profondeur les interactions entre les acteurs du soin.

Les soignants ont montré leur capacité à réinventer leurs manières de travailler, dans le Tournant Qualitatif, et dans les réponses aux situations complexes. Leur expertise s'est renouvelée dans ce que j'ai appelé l'attention soignante. Le défi aujourd'hui est le *changement d'échelle* : la capacité d'innovation et de renouvellement qui a fait ses preuves au niveau clinique peut-elle être étendue au niveau de tout le système de soin ?

De tous côtés les acteurs sont en travail autour de cette transition, et les fortes résistances qu'elle rencontre.

L'attention soignante, c'est la connaissance biomédicale agissant avec la connaissance de l'humain. La puissance conjuguée de ces deux sciences en fait un élément moteur dans les transformations actuelles de la santé.

Disons aussi pour terminer que l'attention soignante comporte une dimension très forte, parce qu'elle implique l'individu et le dépasse : la part imaginaire, émotionnelle, subjective qui accompagne l'acte de soin. Insaisissable, impossible à réduire en *datas*, elle est ce qui nous inspire et nous motive dans l'épreuve de la maladie – patients comme soignants.

Invisible, mais vitale.

> “ *On a l'impression qu'au fond les hommes ne savent pas très exactement ce qu'ils font. Ils bâtissent avec des pierres et ils ne voient pas que chacun de leurs gestes pour poser la pierre dans le mortier est accompagné d'une ombre de geste qui pose une ombre de pierre*

*dans une ombre de mortier. Et c'est la bâtisse d'ombre qui compte* (Jean Giono *Que ma joie demeure*). ”

Je ne suis pas poète, juste anthropologue. La tête dans les étoiles, là où se rencontrent toutes les histoires du monde, mais aussi les pieds solidement ancrés dans les terrains, c'est pour cela que j'ai mis au centre de cette présentation les questions de méthode.

J'ai tenu dans cette conférence à présenter l'anthropologie et la recherche qualitative comme *en mouvement*. Mouvement parce que la méthode est toujours à réinventer, certes sur la base de critères précis et exigeants, mais toujours renouvelés en fonction des terrains, de la personnalité du chercheur et des destinataires de la recherche. Dans ce domaine-là, comme dans les autres domaines de la santé, la sédentarité n'est pas recommandée. Ne rien bouger, rester « entre nous » ne nous protégera pas des troubles qui traversent actuellement nos sociétés. Un de mes maîtres en anthropologie disait qu'on ne peut pas éviter les désordres, ils font partie de la vie en société. Reste alors à *faire avec*, les transformer en source de créativité[31].

D'ailleurs, dans l'univers de la santé, on a l'habitude de vivre avec le trouble et de construire des réponses aux souffrances et à l'anxiété. Au moment où la folie semble à nouveau s'emparer du monde, construire des réponses, chercher des solutions prend un sens nouveau : c'est une question de survie. Et

31 Pour Georges Balandier, un de mes maîtres en anthropologie, le désordre existe dans toutes les cultures et à toutes les époques. Nous n'avons pas d'autre solution que de faire avec. Mais ce n'est pas tout, écrit-il, le désordre a un rôle constructeur, il est générateur de cohérences qui donnent une énergie créatrice aux individus et aux structures sociales : Le monde est mouvement. Mais dire « Le monde est mouvement », c'est dire « le monde est aussi désordre ». Le désordre, continuellement, a la possibilité de réapparaître, de prendre le dessus, et d'une certaine manière de dégrader l'ordre construit par les hommes. Il y a une sorte d'équilibre constamment menacé, fragile. Pour régénérer l'ordre, il faut recréer le mouvement du monde, le mouvement qui engendre l'ordre (Balandier [2012].

nous avons toutes les ressources pour cela, sans attendre que d'autres construisent des solutions à notre place.

J'ai remarqué que le travail, souvent considérable, de recherche de réponses et de construction de solutions est vécu comme profondément satisfaisant.

Il est en lui-même une réponse à l'anxiété.

## Bibliographie


Balandier, G. (2012). « Entretien : *Le désordre dans l'univers, conversation avec Georges Balandier* », in *Les maîtres du désordre*. Catalogue de l'exposition au Musée du Quai Branly.

Da Empoli, G. (2019). *Les ingénieurs du chaos*, Paris, Folio.

Dubet, F. (1987). *La galère : jeunes en survie*, Paris, Fayard.

Haraway, D. (2018). *Vivre avec le trouble,* Vaulx-en-Velin, Les Éditions du Monde à faire.

Haxaire, C. & C. Dumitru-Lahaye (2005). « Mise en récit de la souffrance de patients par des médecins généralistes », *Éthique & Santé*, 2(2), 88-95.

Lévi-Strauss, C. (1962). *La pensée sauvage*, Paris, Plon.

Marty, L. (2021). « Le focus group »,in A. Bioy *et al.*, *Les méthodes qualitatives en psychologie clinique et psychopathologie*, Paris, Dunod.

Marty, L. & L. Gerbaud (2013). « Nouveaux regards sur la maladie à l'heure de la condition biographique », in C. Niewiadomski & C. Delory, *Territoires contemporains de la recherche biographique*, Paris, Téraèdre.

Olivier de Sardan, J. P. (2008). *La rigueur du qualitatif*, Louvain-la-Neuve, Academia.

Schon, D. A. (1993). *Le praticien réflexif : à la recherche du savoir caché dans l'agir professionnel*, Logiques.

Veena Das (2021). *Voix de l'ordinaire, l'anthropologue face à la violence*, préface de Sandra Laugier, Paris, Bsn Press.

# 3. MÉDECINE GÉNÉRALE ET ANTHROPOLOGIE

Cassian Minguet
Président du master de spécialisation en médecine générale – Responsable du Centre Académique de Médecine générale (CAMG) – Faculté de médecine et médecine dentaire – UCLouvain

## 1. Qu'est-ce que la médecine générale ?

Longtemps la médecine générale a été la médecine qui se définissait comme la médecine de base, la médecine non spécialisée. À la fin des études de médecine (en sept ans), on devenait à la fois docteur en médecine et médecin généraliste, et l'on pouvait continuer ensuite une formation pour devenir médecin spécialiste.

Les spécialités s'ouvraient sur une première distinction : la médecine interne et la chirurgie. La médecine interne s'est ensuite divisée en spécialités de système dont elle s'occupait exclusivement : système cardio-vasculaire, digestif, neurologique, tandis que d'autres types de spécialités apparaissaient, comme la pédiatrie, la gynécologie, la dermatologie, les urgences. La chirurgie, de son côté, s'est également ouverte en sous-spécialités : chirurgie orthopédique, vasculaire, etc.

## 2. Les débuts d'une nouvelle spécialité

Après un long moment d'incertitude entre d'un côté ceux qui revendiquaient une médecine générale comme médecine différente d'une spécialité, une médecine contenant toutes les spécialités en quelque sorte dans une prise globale et holistique de la personne, et d'autre part ceux qui tenaient à la faire reconnaître comme nouvelle spécialité, l'Université a tranché en instituant un master de spécialisation en médecine générale.

À l'UClouvain, cette formation a débuté en 2018, lorsque les études de médecine ont été réduites à six ans d'études. Les études de médecine en 6 ans ont donc érigé un nouveau statut de médecin sans spécialité, que l'on appelle un médecin de base. À l'issue de ces six années, l'étudiant reçoit un diplôme de master en médecine. Lors de la cérémonie de proclamation à l'issue de ce master, les lauréats prononcent, sous l'œil du Président de l'Ordre des médecins, une variation actualisée du Serment d'Hippocrate. À partir de ce moment, ils reçoivent le nom de docteur, par tradition, puisque le grade académique de docteur a été retiré à cette formation pour la réserver désormais aux titulaires d'un doctorat, étude complémentaire au master, que les anglo-saxons appellent Philosophiae doctor, en abrégé PhD.

Tout l'enseignement de la médecine a été revu pour doter ce médecin des qualités et compétences de base pour lui permettre de continuer ses études dans une spécialité médicale.

Ces spécialités médicales ont chacune leur propre formation, régie par leur propre Commission d'Agrément, d'une durée variable, et cette formation, principalement pratique, se réalise dans des lieux de stage, encadrée par un maître de stage nommé à cet effet.

Pour la spécialité médecine générale, il s'agit d'un cycle de trois années, dans le cadre d'un master 180 crédits, accessible aux titulaires d'un diplôme de médecin et qui ont été sélectionnés au terme d'un concours d'accès, comme pour toutes les autres spécialités.

Le programme du master de spécialisation a été instauré selon la Directive européenne qui indique que la formation est de nature plus pratique que théorique. Les stages constituent donc l'essentiel de la formation, des stages dans la pratique, c'est-à-dire au cabinet du maître de stage pour la majorité de la formation et en service hospitalier dans une moindre mesure. (La Directive européenne parle d'une formation de minimum six mois en pratique de médecine générale et de six mois en hôpital, en Belgique cela a été traduit par six mois à un an maximum en hôpital). Les maîtres de stage sont nommés par le ministre compétent, sur base des travaux d'un Conseil supérieur des médecins spécialistes et généralistes [sic].

La formation du candidat médecin généraliste mène à un titre professionnel décerné par le Ministre compétent qui s'appuie donc sur les travaux d'une commission, la commission d'agrément. Celle-ci réunit des membres de l'administration et des membres de la profession médecine générale, ceux-ci désignés en deux « bancs », le banc universitaire, avec des enseignants de chaque université et le banc professionnel, constitué de représentants des syndicats médicaux, tous ces membres étant médecins généralistes bien entendu. La Commission approuve le plan de stage du candidat, suit les prescriptions légales en termes de formation (stage chez un maître de stage agréé, suivi de séminaires, heures de gardes effectuées) et remet un avis au Ministre. Dans les documents nécessaires à l'obtention de l'agrément (agrément donné par le Ministre et valant titre professionnel de médecin généraliste), la commission d'agrément exige le diplôme de master de spécialisation en médecine générale délivré par les Universités.

À l'UClouvain, nous avons organisé le master conformément à la Directive européenne, en instaurant, à côté des stages, des cours de médecine générale. Ces cours (dix crédits par année) ont été créés sous forme de cours obligatoires et de modules optionnels. Ces modules au choix se fondaient sur l'idée pédagogique que la formation était centrée sur l'étudiant (étudiant particulier parce qu'il est déjà diplômé médecin), qui choisit les cours dont il estime avoir besoin pour finaliser sa pratique professionnelle. Cinquante modules ont ainsi vu le jour, dans un large éventail de formations, depuis les savoirs techniques appliqués jusqu'aux cours s'apparentant à la notion de *Medical Humanities,* comme le théâtre, le cinéma ou la Pleine Conscience.

La liberté des enseignants a été totale dans la création de ce master et confiée à des médecins généralistes pratiquant réellement en cabinet, l'université leur octroyant le titre de « Maître de conférences invité ». Parallèlement, de jeunes diplômés de médecine générale entraient dans la voie du PHD, en préparant une thèse de doctorat, thèses encadrées par des professeurs de santé publique ou parfois de sciences dures, en attendant qu'eux-mêmes, une fois professeurs puissent promouvoir des thèses de médecine générale.

Pour élaborer le programme d'enseignement universitaire professionnalisant du futur médecin généraliste, nous nous sommes inspirés des travaux de la World Organization of National Colleges, Academies and Academics Associations of General Practionners/Family Physicians (WONCA).

## 3. La définition d'une discipline

Un mot sur cette organisation mondiale des médecins généralistes. Fondée en 1972, elle regroupe actuellement les organisations de 111 pays. En 1974, le Collège Néerlandais des médecins généralistes avait organisé une conférence européenne sur l'enseignement de la médecine générale, et le groupe de Leeuwenhorst réuni à cette occasion a posé les bases de la réflexion sur la pratique et l'enseignement de cette discipline dans une première définition qui décrivait le médecin généraliste comme un spécialiste formé pour travailler en première ligne du système de santé. (À noter que cette première ligne du système de santé allait devoir également être précisée). En 2002, la WONCA a repris cette définition, l'a retravaillée pour diffuser sa première définition, un document visant à établir une base commune pour la médecine générale/familiale en Europe. Il est intéressant de constater que la spécialité a un double nom, séparé par une barre oblique, médecine générale, dont le nom est plutôt utilisé en Europe et médecine familiale en Amérique du Nord.

Une première révision de la définition WONCA a eu lieu en 2005 pour inclure deux nouveaux concepts : l'autonomisation des patients et l'amélioration continue de la qualité. Une deuxième révision en 2011 pour intégrer les retours des médecins généralistes, des universitaires et des décideurs politiques ; enfin en 2023, la dernière révision intègre les nouveaux concepts de *One Health,* de *santé Planétaire,* et de *Durabilité.* Il s'agit donc d'une définition évolutive. C'est une définition descriptive des fonctions et des caractéristiques de la profession. Les auteurs ont choisi le symbole de l'arbre pour l'illustrer[32] :

32 Voir (www.woncaeurope.com).

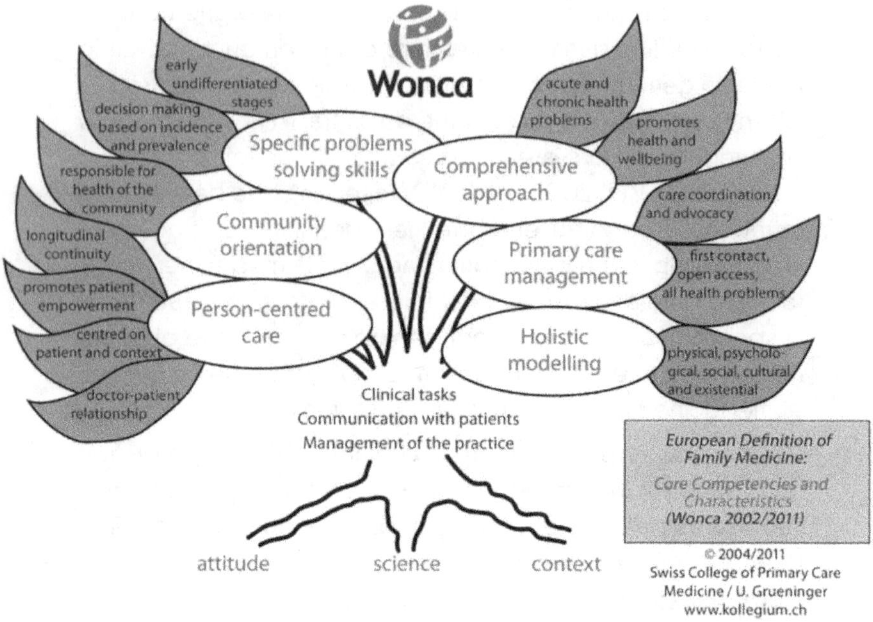


Figure 1. L'arbre de la Wonca, WONCA tree.

Comme on peut le voir sur la figure, les nouveaux concepts de *One Health*, de *Santé Planétaire* et de *Durabilité* constituent le socle sur lequel s'enracine l'arbre-définition. Ses racines sont au nombre de trois : la principale qui enfonce son pivot profondément c'est la *Science* ; les deux racines collatérales, plus superficielles sont l'*Attitude* et le *Contexte*. Le tronc de l'arbre représente les tâches cliniques du médecin généraliste, la communication avec les patients et le management de sa pratique. Les branches principales déploient les six compétences de base qui elles-mêmes s'épanouissent en feuillage, énonçant les douze caractéristiques centrales de la discipline que chaque spécialiste en médecine générale devrait maîtriser. Regardons de plus près cette arborescence.

- Pour les soins centrés sur la personne, ces caractéristiques sont au nombre de quatre
  - Des soins longitudinaux, c'est-à-dire dans la durée (« du berceau au tombeau »)
  - Un objectif d'empouvoirement (empowerment) du patient
  - Des soins basés sur le patient et son contexte de vie
  - Une relation particulière entre le médecin et son patient (celle-ci reste à explorer plus avant, par d'autres disciplines, comme l'anthropologie)
- L'orientation communautaire signifie que le médecin généraliste est responsable de la santé de la communauté dans laquelle lui et les patients vivent
- La résolution de problèmes spécifiques comprend deux caractéristiques :
  - L'abord des maladies à leur stade précoce et indifférencié : quand le médecin généraliste est confronté aux maladies, il les voit en premier quand tous les signes et symptômes ne sont pas encore présents
  - Une décision basée au départ de critères de prévalence et d'incidence des maladies, c'est-à-dire sur une vision statistique où on pense en premier aux problèmes fréquents avant de penser en termes de maladies rarement rencontrées en première ligne
- L'approche globale signifie prendre en charge en même temps des problèmes aigus et des problèmes chroniques et faire de la prévention sous forme de promotion de la santé et du bien-être
- La gestion des soins de première ligne signifie que le médecin généraliste est le premier contact de soins, en accès libre, pour tout problème de santé. D'autre part le médecin généraliste est l'« avocat », le porte-parole et le conseiller du patient pour la coordination des soins

- Enfin le modèle holistique signifie que le médecin généraliste aborde avec son patient non seulement des problèmes concernant son corps physique mais aussi ses problèmes sociaux, culturels et même existentiels

Voici donc comment les médecins généralistes voient leur profession. Mais on n'a pas encore intégré dans cette définition comment les patients, comment la société voient la profession de médecin généraliste. C'est également un point de vue que l'anthropologie pourrait aborder.

## 4. L'intérêt pour la médecine générale de s'intéresser à l'anthropologie

En plus de l'exploration du point de vue relationnel et sociétal, quel intérêt peut avoir l'anthropologie pour la médecine générale ?

Quand on demande à une application d'intelligence artificielle de faire une synthèse des points clés sur « médecine générale et anthropologie », on peut lire que « l'anthropologie médicale joue un rôle crucial dans la compréhension des interactions entre les facteurs sociaux, culturels et la santé[33] » à trois niveaux :

1. **Compétence transculturelle** : Les médecins généralistes doivent développer des compétences transculturelles pour mieux comprendre et répondre aux besoins des patients issus de diverses cultures. Cela inclut la compréhension des styles de communication, des perceptions de la maladie, et des attentes des patients vis-à-vis des soins.
2. **Interculturalité en médecine générale** : L'interculturalité est essentielle pour une pratique médicale efficace dans un contexte multiculturel. Elle implique une interaction et une compréhension mutuelle entre des

33 Copilot, avril 2025.

cultures différentes, ce qui est crucial pour éviter les malentendus et améliorer la qualité des soins.

3. **Approche holistique** : La médecine générale, en tant que premier point de contact avec le système de santé, doit intégrer les dimensions physique, psychologique, sociale et culturelle des patients pour fournir des soins centrés sur la personne.

Il peut être intéressant de poser la même question, de faire le même prompt mais en indiquant cette fois « anthropology and family medicine », ce qu'on peut lire est un peu différent. Copilot répond alors que : l'anthropologie médicale fournit des informations précieuses sur la manière dont les croyances culturelles et les structures sociales influencent la santé et les pratiques médicales. Points clés :

1. **Ethno-médecine** : Ce domaine se concentre sur les pratiques et croyances de guérison traditionnelles, telles que la médecine ayurvédique et unani, qui sont profondément enracinées dans des contextes culturels et historiques. Comprendre ces pratiques aide les prestataires de soins de santé à offrir des soins plus sensibles culturellement.
2. **Écologie culturelle** : Ce concept examine comment les facteurs environnementaux et les pratiques culturelles influencent la santé. Par exemple, l'impact du climat, de la géographie et de l'urbanisation sur les résultats de santé.
3. **Facteurs socio-culturels** : L'anthropologie médicale étudie comment le genre, la religion et les structures sociales affectent les comportements de santé et les choix de traitement. Cette vue holistique aide à établir la confiance et à améliorer la communication entre les prestataires de soins de santé et les patients.
4. **Intégration de la médecine traditionnelle et moderne** : L'anthropologie médicale préconise l'intégration des pratiques de guérison traditionnelles avec la biomédecine moderne pour fournir des soins de santé complets et appropriés culturellement.

On constate une différence entre les deux qu'il pourrait déjà être intéressant de commenter.

Au-delà de cette différence, voici un exemple de l'intérêt d'une discipline comme l'anthropologie pour la médecine générale, fourni par une étude qui a été effectuée sur des étudiants de deuxième année du master de spécialisation en médecine générale à l'UCLouvain en 2021. Camille Duveau (2022) a réalisé sur une cohorte de 220 étudiants en deuxième année de ce master complétant les études de médecine une recherche sur les biais implicites et explicites en soins primaires multiculturels. Les répondants (94 %) ont passé l'Implicit Association Test (IAT), un outil validé utilisé pour mesurer les préjugés implicites à l'égard des groupes ethniques ; Duveau a développé d'autres questions pour mesurer les attitudes concernant l'adaptation des soins à la diversité. Les résultats ont montré que la grande majorité de ces médecins (82,6 %, IC à 95 % : 0,77-0,88) avaient des préférences implicites pour leur groupe au détriment des groupes ethniques et migrants. Dans l'ensemble, la majorité des répondants ont estimé qu'il incombait aux médecins généralistes d'adapter leurs attitudes et leurs pratiques aux besoins des migrants. Toutefois, plus de 50 % ont estimé qu'il incombait aux patients migrants de s'adapter aux valeurs et aux habitudes du pays d'accueil. La grande majorité de ces étudiants avait donc des niveaux élevés ou très élevés de biais ethniques, et n'étaient pas toujours disposés à adapter leurs soins aux valeurs des migrants. En conclusion l'auteur recommandait de sensibiliser les étudiants à ces préjugés et proposait d'utiliser l'échelle IAT comme outils pédagogiques pour lutter contre les préjugés ethniques en première ligne.

## 5. Les débuts d'un rapprochement

Les compétences du médecin généralistes proposées par la WONCA, en particulier celle du modèle holistique qui demande d'aborder avec son patient non seulement des problèmes concernant son corps physique mais aussi les problèmes sociaux, culturels et même existentiels nécessitent un enseignement qui intègre dans son cursus l'apport des sciences sociales. Un rapprochement au sein de notre Université entre la Faculté de médecine et médecine dentaire, via le Centre académique de médecine générale, et celle qui enseigne l'anthropologie (la Faculté des sciences économiques, sociales, politiques et de communication) s'est donc naturellement imposé pour y répondre. Il restait néanmoins à faire les présentations de ces deux disciplines amenées à échanger leurs savoirs dans un mode transdisciplinaire.

Un article publié dans la revue de la Faculté de médecine de l'UCLouvain a tenté de le faire. Pour commencer, une définition simple de l'anthropologie médicale et de la santé, celle de l'American Anthropological association était proposée : « L'anthropologie est l'étude de ce qui fait de nous des êtres humains ». Une telle définition parle à des médecins. Le fait ensuite de dire que l'anthropologie, s'appuyant sur une intégration des sciences sociales, biologiques, humaines et physique, pour explorer l'homme dans toutes ses dimensions (biologiques, sociales, culturelles, linguistiques, économiques, historiques et politiques), montrait le lien avec le modèle holistique qu'utilisent les médecins généralistes.

De plus, la méthode de l'anthropologie, fondée sur l'observation participante, la posture de l'anthropologue caractérisée par une volonté d'écoute, d'immersion, de respect, en intégrant une analyse critique et réflexive, s'apparente à la démarche médicale.

Ce même article trouvait important de préciser à l'intention des médecins la distinction entre l'anthropologie médicale et l'anthropologie de la Santé. La première, présentée comme une approche pratique visant à résoudre des problèmes concrets de santé et la deuxième se concentrant sur l'application des connaissances anthropologiques pour résoudre des problèmes en contexte de soins, connaissances basées sur l'ethnographie dont l'objectif est de documenter, comprendre et interpréter les cultures et les modes de vie des groupes humains.

Un point commun y était présenté : l'anthropologie comme la médecine sont des disciplines qui se développent par la mise en pratique des connaissances. Les interactions avec les individus, les patients en médecine, développent un savoir empirique, reposant sur les expériences liées à la maladie, à l'altérité, aux liens sociaux. Une différence aussi, l'anthropologie se concentrant sur la manière dont les individus perçoivent des événements, pour appréhender leur contexte socio-culturel, le médecin s'efforçant de comprendre les comportements des patients pour améliorer leur compliance et leur santé en élaborant un discours et une approche selon les particularités de chaque patient.

## 6. Un rapprochement utile pour les deux disciplines

En conclusion, la médecine générale pourrait trouver grâce à l'anthropologie des pistes d'étude et d'enseignement de son modèle holistique. L'anthropologie pourrait se nourrir de ces fabuleux terrains anthropologiques que sont les pratiques de médecine générale.

## Bibliographie

Bonneels, P., & Minguet, C. (2024). « Anthropologie médicale et de la santé », *Louvain Médical*, 143(7), 449-452.

Duveau, A., Lamy, S., De Saint-Martin, J. & Maître, S. (2022). How do general practitioners consider social inequalities in health in their daily practice? A qualitative study in France, BMC Primary Care, 23(1), 91. https://doi.org/10.1186/s12875-022-01698-8

# 4. LES AUTOCHTONES DES PHILIPPINES À LA RENCONTRE DE LA BIOMÉDECINE

## Entre complémentarités pragmatiques et blocages symboliques

Antoine Laugrand, PhD
Chercheur Postdoctoral & Collaborateur scientifique
Université d'Ottawa & UCLouvain

Philippe Bonneels, M.A.
PhD candidate
UCLouvain, IACCHOS, LAAP, CAMG

## 1. Introduction

Les montagnes des Philippines abritent de nombreux autochtones qui affirment en être les premiers habitants. Ces groupes emploient une diversité de pratiques médicales, de médecines, pour guérir les malades, prévenir la maladie, et être en « bonne » santé. Annonçons tout de suite notre emploi du concept de *médecines* au pluriel pour nommer ces pratiques de soin et souligner que chaque pratique médicale est liée à un milieu spécifique et à un contexte culturel, social, politique, économique, biologique et psychologique. Cette définition ne fait toutefois pas l'unanimité chez les anthropologues et les médecins qui préfèrent souvent différencier la médecine (ou biomédecine), telle qu'elle est pratiquée dans les systèmes de santé modernes (WONCA, 2023), et l'ethnomédecine (ou médecine dite traditionnelle) qui regroupe les systèmes de croyances et de pratiques médicales spécifiques à chaque société (Pourchez, 2021). Cet article décrit les conceptions blaan du corps, de la maladie et de la santé, ainsi que les pratiques de soin locales. L'arrivée de la biomédecine parmi cette petite société montagnarde provoque de nombreux changements. Les pratiques de soin s'opposent ou se combinent, souvent en tension, mais ne transforment pas radicalement les dimensions culturelles du corps, de la maladie, et de la santé. La réflexion en fin de texte invite le lecteur à questionner les relations soignants-soignés et propose des pistes pour des pratiques médicales interculturelles.

Les Blaan constituent un des peuples autochtones les plus nombreux de l'archipel. Cette population de 12 à 15 000 individus s'est installée dans les hautes-terres inhabitées du sud-est de l'île de Mindanao au cours des quatre-vingts dernières années, fuyant les basses terres et les crimes qu'ils y avaient commis[34]. Les Blaan pratiquent la *sbanù*, vendetta ou dette de sang. Ces conflits sont interminables, et la meilleure solution est souvent de fuir. Les Blaan emploient des *imò* – des formules secrètes utilisées pour tuer. Ces poisons peuvent être lancés à l'aide d'une sarbacane, ou mélangés à du café ou à de la nourriture. Cette façon presque invisible d'attaquer l'autre garantit l'anonymat du fabricant et permet de tuer sans mettre en danger sa propre famille. Une mort inattendue ou une maladie est donc toujours suspecte et peut donner lieu à des accusations. Et comme « la parole c'est la guerre » (Favret-Saada, 1977 : 27), de simples mots peuvent déclencher de grands conflits.

## 2. La maladie et le soin : des conceptions locales et culturelles multiples

Chez les Blaan, la mort n'est jamais considérée comme « naturelle ». Elle est la conséquence du comportement humain.

34 Entre 2015 et 2022, Antoine Laugrand a séjourné treize mois parmi eux.

Elle survient lorsque ceux-ci ne respectent pas des règles sociales ou entrent en conflit.

Les troubles que nous appelons habituellement « maladie » ou « maux », que ce soit du point de vue du praticien ou de celui du patient, sont d'une nature différente. Les Blaan désignent généralement la maladie par le terme *tamduk*, littéralement « ça fait mal », en mettant l'accent sur les symptômes ressentis par le patient (douleur) ou perçus par les autres (transformation physique externe ou comportementale). Les *tamduk* sont différenciées selon leur degré de douleur, *tukay* « légères » ou *kamdis* « fortes », et sont nommées en fonction de l'organe ou de la partie du corps affectée. De nombreuses expressions sont utilisées pour décrire ces *tamduk* : elles font référence à la vitalité, au souffle, à la vue, à l'ouïe, à l'odorat, au goût, aux sens du corps et au *nawa*, le souffle vivant ou l'âme qui réside dans le corps humain et en sort pendant les rêves. *Tamduk tien*, « ça fait mal à l'estomac », *gal mità*, « vomissements à répétitions », *mlima i nawa* (« souffle difficile »). Le mal-être est principalement physique et concerne la douleur ou son absence. La guérison est appelée *gulê*, soit un « retour » à l'état normal.

Les *tamduk* plus fortes et qui ne guérissent pas soulèvent la question de la sorcellerie et d'un possible empoisonnement. Dans ce cas, on considère que la *tamduk* est provoquée par la présence d'un *busaw*, un monstre envoyé par un ennemi pour occuper le corps de sa victime. Pour vaincre cet esprit et guérir le patient, il faut employer le *datah sdè*. Ce rituel permet de ruser l'esprit, en transférant la maladie à un cochon[35]. Notons seulement ici que le rituel permet d'unir

35 Ce rituel est décrit et analysé en détail ailleurs (cf. Laugrand, 2024). Il consiste à tromper le *busaw* pour qu'il quitte le corps humain et s'approprie celui d'un cochon – corps analogique équivalent à celui d'un être humain (Laugrand et Laugrand, 2021). Un *mloos* construit d'abord une maison miniature à celle du patient et l'assoie dedans, comme s'il l'habitait. Puis, au son d'une musique cliquetante et d'une danse rythmée, un assistant fait danser un cochon servant d'appât. Le *mloos* brandit une lance représentant le *busaw* et, au terme d'un combat théâtral, il

la famille, mais également toute la communauté qui se rassemble pour manger un cochon et par ce partage de nourriture s'immuniser collectivement contre le mal identifié dans les entrailles du porc.

Les Blaan ont différents experts du soin, en fonction de la *tamduk* et de son origine. Les *mulung*, littéralement les soignants, emploient des *bulung*, des onguents ou potions préparées à base de plantes[36]. Dans cette pharmacopée on retrouve des feuilles, champignons ou écorces bouillies dans l'eau et consommées, servant à guérir nausées, maux de tête, de ventre, ou encore pour avorter. On emploie aussi des plantes à appliquer sur la peau pour désinfecter, guérir des blessures, des piqûres et des allergies. Le goût, l'odeur, l'aspect ou la couleur des plantes sont associés à des propriétés médicinales spécifiques. À titre d'exemple, le *malyangu* qui est un champignon contenant de la quinine et au goût très amer, est employé comme antiparasitaire. Cette connaissance des plantes et de leurs propriétés est acquise au cours d'expérimentations et transmise de génération en génération. Certains médicaments et la plupart des poisons sont des secrets de famille.

Ces poisons sont fabriqués avec des plantes sauvages cueillies localement. Les maladies locales ou culturelles, comme les empoisonnements, sont ainsi indissociables du milieu de vie où elles sont produites et vécues. On peut qualifier pareillement le *burnout* (Syndrome d'épuisement professionnel) ou le

---

transperce le cochon avec son arme, signifiant que le *busaw* (et la maladie) a été transféré au cochon. Le *mloos* ouvre ensuite le cadavre et identifie l'organe affecté qu'il jette en direction du soleil couchant. Enfin, tous les participants au rituel consomment le porc de manière à s'immuniser de la maladie.

36 Selon une équipe de biologistes philippins (Plang et al. 2024), les plantes médicinales employées par les autochtones des Philippines traitent, par ordre décroissant d'importance, des maux de la peau, des troubles du système nerveux, respiratoire, excréteur, des problèmes immunitaires, musculosquelettiques, circulatoires, oraux, des agents cancérigènes, infectieux, parasitiques, des morsures d'animaux, d'insectes, des troubles oculaires, endocriniens, d'ouïe, cardiovasculaires, lymphatiques, antioxydants, antiseptiques...

diabète qui sont associés à des modes de vie spécifiques, comme l'alimentation, l'habitat et la sédentarité, mais également à la perception culturelle de ce qu'est le bonheur (ou son absence), le corps « sain » ou « malade », etc.[37]. La maladie est donc un phénomène complexe qui englobe des dimensions biologiques, sociales, culturelles et psychologiques.

Les *mloos* s'apparentent à des chamanes, des personnes capables d'entrer en relation avec des non humains. Ils sont choisis par des esprits *loos* qui leur octroient des savoirs de guérison (quelles plantes, gestes et formules employer) pour les aider à préparer les médicaments *bulung*, mais également les poisons *imò*. Ainsi les guérisseurs sont parfois aussi empoisonneurs. Les *mloos* ne le deviennent pas par choix, mais à la suite d'une expérience de mort imminente (Laugrand, 2021 : 195-196). Ils ne guérissent que les membres de leur propre famille ; leur rôle est gardé secrètement. On accorde également aux *mloos* le pouvoir de connaître l'auteur d'un meurtre. Capables de guérir et de tuer, les *mloos* sont respectés autant qu'ils sont craints.

Les soins se font toujours dans la maison du patient. À l'issue du soin, on donne un objet ou un animal (souvent une poule) et parfois un petit montant d'argent au soignant pour le remercier de son aide. L'argent doit être déposé sur la table et jamais remis dans les mains du soignant. Soigner n'est pas considéré comme une profession, mais plutôt comme un devoir envers les membres de sa propre famille. Ces personnes qui peuvent être homme ou femme exercent une vie comme les autres, cultivent leurs champs, fondent une famille. On fait simplement appel à eux lorsqu'un membre de la famille tombe malade.

Lorsqu'il faut prendre soin du malade, la famille (*gakèd*) s'unit. Chacun contribue aux dépenses, et la famille va jusqu'à se ruiner pour payer les frais encourus. Si un malade doit être

37 Pour un autre exemple en milieu inuit (Nord canadien) et basé sur la linguistique et la conception du corps et de la maladie, voir les travaux de M. Therrien (1995).

transporté, frères, oncles, cousins, amis se précipitent pour accompagner et aider. Les Blaan ont des obligations envers les autres membres de leur famille, et peuvent également être aidés lorsqu'ils sont dans le besoin. Il s'agit d'une sorte d'assurance collective contre le risque. Pour un Blaan, être en bonne santé signifie être marié, avoir des enfants et une famille sur laquelle compter en temps de besoin. Ici, la santé est directement associée avec le collectif et une cohésion sociale forte. Rien à voir avec le développement personnel, ou l'hygiène alimentaire et physique qui caractérise le bien être de nos sociétés.

Observons ici une distinction majeure entre la médecine générale (ou biomédecine) et les systèmes de soins dits traditionnels comme celui des Blaan. Au sein de la biomédecine, la maladie est principalement conçue comme un phénomène biologique, et attribuée à des agents pathogènes tels que des bactéries ou des virus, tandis que le corps y est considéré comme une machine complexe où l'identification des causes organiques est primordiale. Ce système cartésien marque la dissociation du corps et de l'esprit. La prise en compte d'éléments psychologiques ou encore de santé environnementale marquent de nouveaux courants en médecine et en politiques de santé publique, bien que ceux-ci sont encore loin de faire l'unanimité.

À l'inverse, chez les Blaan, la maladie est souvent liée à un déséquilibre social, ou encore à des esprits ou des phénomènes météorologiques. Dans cette vision holistique du monde, le corps, l'esprit et l'environnement sont interconnectés. La santé résulte d'un équilibre entre l'individu et son environnement social. Les traitements traditionnels, comme les rituels, vont ainsi au-delà du simple soulagement des symptômes physiques, et comprennent parfois des relations et échanges avec des esprits qui permettent d'avoir une action sur l'environnement, des éléments et d'autres entités que le patient et ses symptômes.

## 3. Les Blaan à la rencontre de la biomédecine

Depuis une dizaine d'années, des sœurs laïques autochtones offrent des soins de base gratuits aux Blaan. Ces cliniques sont basées sur des dons de médicaments, de vêtements, d'argent, et de nourriture de bénéficiaires étrangers. Les Blaan viennent se faire soigner, désinfecter et recoudre leurs blessures ouvertes, après des accidents de moto par exemple. Ils profitent aussi pour la première fois de l'accès à des médicaments fabriqués en laboratoire.

La clinique est constituée d'une petite salle d'opération en bois avec un lit, une table, et un patio pour les consultations. On compte aussi deux chambres pour les patients et leur famille ; les patients ne voyagent jamais seuls. Remarquons l'importance d'être en groupe, surtout quand ça va mal.

Sur le terrain, Antoine Laugrand a pu observer l'arrivée d'un médecin étranger, et ainsi la rencontre des Blaan avec la biomédecine, telle qu'elle est pratiquée à l'hôpital. Formé en Allemagne, et ayant pratiqué au Danemark et au Groenland, ce médecin à la retraite offre ses services à la population locale dès son arrivée. Sous l'invitation des sœurs infirmières, il s'installe dans la clinique du village central, et recrute le seul traducteur qu'il peut trouver : l'anthropologue. Les premières opérations du médecin, aussi surprenantes qu'innovantes pour les Blaan qui ont une aversion pour le sang et refusent d'ouvrir le corps humain, intriguent la population locale. Dès l'ouverture de la clinique, les Blaan affluent pour « tester » les pouvoirs du médecin...

L'extrait suivant est tiré du carnet de terrain d'Antoine Laugrand et permet de contextualiser d'une manière intime la rencontre des médecines :

“ Et me voilà devenu assistant docteur ! Ou traducteur, ou plutôt assistant docteur, je ne sais plus (...). Mais qui dit traducteur, dit aussi assistant médecin, et qui dit assistant médecin traducteur, dit finalement pseudo docteur (...). En deux jours, trois ou quatre opérations « majeures ». D'abord, une jeune fille qui présente un abcès sur l'œil gauche. Il faut le percer pour faire sortir le pus. Le docteur utilise une aiguille pour insérer un anesthésiant ; il utilise un anesthésiant de dentiste, faute d'autre matériel. Puis, il ouvre, ou plutôt perce... La pauvre petite crie et pleure, le tout va très vite. Je dois la calmer, car elle bouge trop et ouvre constamment les yeux. Un autre patient nous arrive, un jeune de vingt-deux ans souffrant de nanisme et d'un kyste sur son poignet. Le docteur tranche, découpe et ouvre la chair Une opération dangereuse, car très proche de la veine radiale. Le pauvre gémit et se tortille, et empêche notre docteur d'opérer. Moi je traduis et aide comme je peux. Le docteur finit par enlever le kyste, mais ce ne fut pas facile. Ensuite, un jeune garçon de neuf ans arrive, les jambes couvertes d'eczéma. Le docteur applique de la bétadine. Il lui faudra trouver un moyen de garder ses jambes hydratées avec une matière grasse. Pas facile, il faut inventer des médicaments ici ! Il faut trouver une plante à lui enduire dessus. Affaire à suivre, car notre cuisinière a exactement le même problème. Suivent quelques patients avec des maux de ventre, de tête, puis le boulanger qui a la nausée, une aînée qui a une cataracte et ne voit plus grand-chose. Et puis une autre opération pour enlever un kyste (...). J'ouvre les paquets d'aiguilles, les stérilisants de dentiste, les compresses stériles, et aide le docteur tant bien que mal, qui fait avec les moyens du bord. Il est équipé avec son propre matériel acheté en Chine : une machine à ultrasons, une boîte de stérilisation pour ses scalpels, lampes, ciseaux et autres instruments. Il est difficile d'opérer ici. Les maisons sont ouvertes. C'est le soir, les moustiques et insectes rentrent de partout, il faut isoler la « salle d'opération » ; je positionne une énorme moustiquaire autour de nous et prépare la table d'opération, et puis le docteur opère : il découpe un morceau de cou. Un morceau de cou ! Qu'il enlève avec le kyste ! Après avoir stérilisé le cou avec une aiguille trop petite bien sûr, faute d'aiguille suffisamment longue. Le docteur recoud tant bien que mal la plaie, mais malheur, l'aiguille casse. Une fois, deux fois, trois fois, il faut changer d'aiguille. Un matériel des années 50, me raconte-t-il. En même temps, il utilisait ça pendant ses premières années. Le fil est trop fragile. L'aiguille n'est pas assez aiguisée, la peau du cou est trop épaisse, il doit forcer pour transpercer la peau. Le sang coule de partout, j'éponge avec du papier hygiénique le sang qui dégouline sur le patient. Le cou est recousu, le patient est tout content. Il ne part pas sans avoir récupéré dans un mouchoir le gros morceau de son cou que le docteur a découpé. Je lui explique que la peau va repousser, mais il semble assez satisfait d'avoir son trophée. (...) Blessures ouvertes, accidentés de moto (ils viennent d'eux-mêmes et repartent ensuite en moto), « fiki » faux patients qui viennent juste pour voir le docteur et avoir un ragot à raconter aux voisins en revenant au village, beaucoup de patients avec de l'hypertension artérielle, d'autres avec un mal de dos, de ventre, de tête, ou oculaire. Ce matin nous avions un jeune homme qui porte quatre-vingts kilos de maïs tous les jours ; selon le docteur, son dos n'est pas assez musclé pour supporter une telle charge, j'ai donc dû lui montrer comment faire des pompes ! (...) Pareil pour les médicaments, comme pour l'hypertension artérielle, il faudrait que les patients continuent toujours de prendre le même médicament, et reviennent régulièrement pour faire un suivi avec le nom du médicament qu'ils ont pris et pendant combien de temps. Seulement, pour eux, une fois la douleur passée, ou un coup qu'ils n'ont plus d'argent ils arrêtent le traitement et ne reviennent pas. Ils reviennent quand il y a une crise et de la douleur, mais ils sont incapables de dire quel médicament ils prenaient avant. Le docteur a le sentiment de repartir à zéro. C'est ce qui le frustre le plus, je pense, et c'est ce qui sera son plus gros défi ici. ”

Le docteur obtient rapidement une réputation pour sa capacité à ouvrir les corps et y enlever le mal (cancer, tumeurs, infections, etc.) des *tamduk* que les soignants blaan ne traitent pas. De ce point de vue, la médecine du docteur apporte quelque chose de nouveau.

Après plusieurs mois, les Blaan de toute la région connaissent le médecin et le visitent lorsque c'est nécessaire. Ils intègrent vite les avantages de cette nouvelle médecine qui ne remplace pas pour autant leur rapport au corps, à la maladie, et au soin. L'itinéraire clinique typique des Blaan passe d'abord par une visite chez le soigneur *mulung*. Si le problème n'est pas résolu, le patient va chez le docteur pour être opéré, et avec un peu de chance obtenir des médicaments. Ils ne cachent pas leur déception lorsque le médecin ne leur en prescrit aucun ! Pour les Blaan, ces « pilules » sont très efficaces et ont quelque chose de presque « magique ». De simples comprimés multivitaminés ou antalgiques ont ainsi des effets impressionnants sur des individus qui ne sont pas habitués à prendre des médicaments fabriqués en laboratoire. Si la douleur ou les symptômes persistent, c'est le temps des rituels et de la visite chez le *mloos*, expert des poisons et des esprits. Le médecin affirme parfois qu'il est incapable de guérir ses patients atteints de poisons cutanés, reconnaissant la limite de ses compétences.

Pour le médecin, les choses ne se passent pas très bien. Au sein d'un environnement et d'une culture dont il ne connaît rien, le docteur essaie rapidement de recréer la structure de l'hôpital, cherchant ici la familiarité et ce qu'il pense être le meilleur système de santé. Diplômé et expert, il prend la plus haute position hiérarchique de la clinique, et demande aux infirmières autochtones de créer une base de données avec des fichiers sur tous les patients qui se présentent. Le processus est compliqué, car la plupart des Blaan ne savent pas écrire leur nom et n'ont pas de papiers d'identité ; ils signent avec leur empreinte digitale. Les infirmières ne parlent pas bien anglais et écrivent les notes de leur consultation en blaan et en bisaya, des langues que le médecin ne connaît pas.

Du point de vue du médecin, les contacts avec ses patients sont frustrants. Les Blaan ne respectent pas ses recommandations, oublient le nom des médicaments qui leur ont été prescrits, et arrêtent le traitement qu'il leur a prescrit dès que la douleur est partie. Il a l'impression de recommencer à zéro à chaque consultation.

Le docteur critique la médecine blaan qu'il considère inefficace et même dangereuse puisqu'elle peut affecter son traitement. Il juge que les médicaments *bulung* des Blaan peuvent empirer les troubles des patients, puisqu'ils n'ont pas été fabriqués ni testés en laboratoire.

Retraité et offrant ses services volontairement et gratuitement, le docteur incarne un nouveau rôle. Il ne fait partie d'aucune famille locale et refuse tout don. Pour contrecarrer cette stratégie, nombreux sont les patients qui lui offrent une poule en cadeau après avoir été soignés par lui. Le docteur est surpris, esquisse un sourire pour la photo et semble assez heureux de recevoir la gratitude de ses patients.

## 4. Discussion

L'arrivée du docteur ouvre de nouvelles opportunités de soin pour les Blaan. Le médecin « ouvre » le corps et apporte ainsi un élément nouveau à la médecine blaan. Ceux-ci peuvent obtenir de nouveaux médicaments pharmaceutiques efficaces qui ne remplacent pas toujours leurs propres médicaments (*bulung*), mais s'y ajoutent souvent. Ils combinent ici les médecines, parfois en suivant simultanément les traitements recommandés par ces différents experts. Pour les Blaan, le retour à l'état de santé est possible dès que douleur et symptômes disparaissent. Cette conception de la maladie, des maux et de l'anormalité se retrouve dans l'étymologie du mot *tamduk*, soit « ce qui fait mal ». Inversement, l'état de santé, ou l'absence de trouble, de douleur, est vécu à travers la famille, les enfants, le fait de posséder une maison, des champs, bref du sentiment d'être un membre de la société, de faire partie d'un collectif, et d'être en relation avec les autres.

Si le docteur est capable de soigner certains maux, il reste cependant incapable d'éliminer les *busaw* et les esprits qui occupent le corps des Blaan. Pour s'en débarrasser, ces derniers doivent impérativement faire le rituel du *datah sdè* servant à attirer l'esprit hors du corps humain en le transférant à celui d'un cochon. Au-delà de l'efficacité symbolique d'un tel rituel, l'espace-temps qu'il crée permet le rassemblement et l'unité d'une famille et de toute la communauté. Le partage d'une même chair immunise le collectif. Notons que le rituel permet non pas seulement de guérir l'individu, mais également l'ensemble du groupe. Le médecin considère ces rituels inutiles et inefficaces. Pire, ils ralentissent le processus pour amener le patient à la clinique.

Pour le docteur, la cohabitation de ces deux médecines est un échec. Il voudrait que ses patients ne pratiquent qu'une seule médecine – la sienne. Pour les Blaan, les deux médecines se combinent sans compétition.

### 4.1. Des médecines complémentaires

Ces éléments permettent une réflexion plus générale sur les médecine(s). L'emploi du terme de médecine au singulier est particulièrement problématique. Au sein des sociétés qui tiennent la nature à l'écart de l'humain, comme en Europe, différentes formes de médecines coexistent, souvent en tension. Le regard d'un spécialiste en médecine générale n'est pas le même que celui d'un spécialiste oto-rhino-laryngologiste ou d'un algologue par exemple. Différentes spécialités, mais également différentes manières de concevoir le corps humain, la maladie et l'état de santé. Chez les Blaan aussi on observe différents spécialistes du corps et de la maladie. Les Blaan combinent les traitements traditionnels avec la biomédecine, profitant des avancées médicales tout en maintenant des pratiques enracinées dans leur culture. Cette coexistence illustre la pluralité des systèmes médicaux et leur capacité à s'enrichir mutuellement, tout en soulignant l'importance d'appréhender la santé et la maladie à travers un prisme culturel qui prend en compte les croyances et les valeurs des patients.

En nous inspirant ici des travaux de L. Pourchez (2021, 2024), nous proposons de privilégier le terme d'ethnomédecine dans sa définition comme une pratique ouverte et pluridisciplinaire qui englobe toutes les formes de médecine. Il s'agit bien ici d'observer, de décrire et de comparer des ethnomédecines, et non une forme de médecine versus une forme d'ethnomédecine. Cette dernière distinction présente le risque de distinguer des médecines – *ethno* qui appartiendraient à un registre principalement culturel, de médecines qui seraient non culturelles, et donc plus ou moins réelles ou efficaces que d'autres. Nous pensons au contraire que toutes les médecines sont culturelles, même si elles sont aussi en partie biologiques, politiques, économiques, et psychologiques, et demeurent liées à des imaginaires, des représentations du monde, des conceptions du corps, de la santé et de l'anormalité, d'agents pathogènes, de microbes, d'esprits invisibles et de souillures (Douglas, 1971; Laugrand et Laugrand, 2023). Ce point de vue ouvert sur les médecines permet de souligner la spécificité de chaque pratique qui est indissociable de son milieu et environnement naturel et culturel qui conditionnent son utilisation et son efficacité perçue et avérée. Chaque patient et chaque soignant devant ici être compris en relation avec ses expériences, parfois multiples. Précisons que nous ne diminuons pas l'importance des avancées de la biomédecine un peu partout sur la planète. La biologie est liée à l'humain qui se développe singulièrement, notamment en fonction de son milieu. Ajoutons que de notre point de vue, la biomédecine gagnerait à être complémentaire à d'autres formes de médecines, et d'accepter son appartenance aux ethnomédecines. Et pour les anthropologues et les médecins, on s'aperçoit justement de l'utilité d'étudier les spécificités de chaque médecine, de prendre en compte leurs points forts et leurs limites, et les possibles croisements de médecines pour mieux prendre soin.

## 4.2. Du don, de la reconnaissance et de la relation dans les pratiques de soin

Une autre thématique essentielle des médecines, bien connue des anthropologues, est le don. Chez les Blaan, les soignants ne prennent soin que des membres de leur propre famille. Ces derniers ne demandent jamais une compensation monétaire, le soin n'étant pas fait dans l'optique du profit. Soigner n'est donc ici pas un gagne-pain. Les Blaan voient du mauvais œil ceux qui demandent une rémunération pour leurs soins, désignant ces personnes de *fiki*, « fake, faux », charlatans. Les personnes qui savent soigner (*mulung*) ou qui ont été choisies par les esprits (*mloos*), doivent soigner les autres, comme s'il s'agissait d'un devoir, au même titre que l'éducation et la transmission des connaissances au sein d'une famille. Cet échange configure une dynamique où le soin est avant tout une relation, insérant l'action de soigner dans une conception plus large d'unité collective, et reléguant la transaction économique à un aspect secondaire.

Dans le modèle de santé européen, l'échange économique et profitable est un élément de tout service de soin et donc de toute relation entre soignants et soignés. Même si médecins, infirmières et autres spécialistes ne soignent pas que pour l'argent, leur pratique est professionnelle – salariée. Une pratique *gratuite* serait même considérée comme douteuse, voire illégale. Nombreux sont les patients et les professionnels qui considèrent qu'il est même préférable de ne pas se faire soigner par un membre de leur famille, comme si l'intimité individuelle de la santé ou du trouble devait être séparée de la médecine. La notion de médecin de famille (médecine générale), soit d'avoir une personne que l'on apprend à connaître sur le long terme, apparaît comme un entre-deux révélateur : ni trop près ni trop loin du patient.

Les soignants se plaignent souvent du manque de reconnaissance de la part de la société et donc indirectement des personnes qu'ils soignent, en sous-entendant qu'ils aimeraient être remerciés d'une autre manière que par l'argent (Bonneels, 2022). Cette problématique n'est pas surprenante si on réduit le soin à sa dimension économique et transactionnelle (un soin contre de l'argent). C'est d'ailleurs l'un des paradoxes de la revendication des soignants lorsqu'elle est réappropriée dans un discours de revendication syndicale et politique. Les soignants réclament de la reconnaissance de la part de l'État et de la population, c'est-à-dire une forme de réciprocité, et se traduit souvent par une revendication salariale, une norme salariale ou un plan de pension, soit un contre-don monétaire, alors que ce qui est demandé est avant tout de l'ordre du social, par exemple du temps passé avec le patient ou la famille, ou encore une reconnaissance sociale pour leur contribution au bien-être collectif. La relation de soin ne se limite pas à un échange économique. Elle inclut également des dimensions humaines, culturelles et collectives qui influencent toutes l'expérience du soin, mais qui semblent difficiles à implanter dans le système de santé publique qui fonctionne en termes économiques.

À la lumière de ces réflexions, on réalise que, tout comme chez les Blaan, le soin gagnerait à ne pas être perçu que comme un acte transactionnel, mais davantage comme un devoir imposant une responsabilité collective. Les soignants et les patients partagent un espace où l'empathie et la compréhension mutuelle favorisent un meilleur accompagnement. Dans le cas de l'hôpital ou de la clinique où le patient et le soignant ne se connaissent pas, et donc où aucune relation ne précède ou ne suit le soin, qui doit remercier l'autre ?

Pour soigner, le praticien offre un soin qui ne requiert pas de réciprocité immédiate de la part du patient. Le don de soin permet au patient de se réinsérer dans la société en ayant à son tour un don à lui offrir, afin de continuer le cercle d'échange. Cette dynamique souligne l'importance des relations interpersonnelles et des échanges sociaux qui transcendent la simple transaction économique. Le soin peut ainsi devenir un acte qui favorise la cohésion sociale et renforce les liens communautaires.

À cet égard Cynthia Fleury (2019), philosophe et spécialiste de la bioéthique, propose une réflexion essentielle sur l'humanisme dans les soins. Ses travaux nous incitent à reconsidérer la relation entre soignants et soignés, tout en redéfinissant les enjeux de l'accompagnement des personnes malades. Fleury met en avant que le soin doit être perçu comme une relation humaine, bien plus qu'un simple acte technique. Cela implique de reconnaître la vulnérabilité de l'autre, de l'accompagner dans sa souffrance et de préserver sa dignité. L'empathie, au cœur de cette dynamique, permet aux soignants de comprendre les émotions et les besoins des patients. Fleury défend également l'idée d'une éthique du *care* (prendre soin), axée sur la bienveillance, la compassion et la solidarité, qui devrait guider les pratiques de soin et les décisions médicales. Elle souligne que la vulnérabilité est une condition humaine fondamentale, et que le soin doit faciliter la dignité de chacun face à ses fragilités.

En somme, Fleury nous exhorte à repenser le modèle médical traditionnel, centré sur la maladie et la technique, en favorisant une approche plus humaine et globale du patient. Il est crucial de redonner du sens au soin, le rendant porteur de valeurs humaines, et de former des soignants plus humanistes en intégrant des dimensions culturelles, éthiques et philosophiques dans leur apprentissage. À une époque où les soins se complexifient et où les enjeux éthiques liés aux nouvelles technologies sont prégnants, ses réflexions sont d'une pertinence particulière. Elles mettent en lumière l'importance de ne jamais perdre de vue la personne derrière la maladie, plaçant l'humain au cœur de nos pratiques de soin.

## Remerciements

Nous remercions le Fonds de recherche du Québec Société et culture (FRQSC) et le Fonds national de la recherche scientifique (FNRS) pour avoir financé les recherches de Antoine Laugrand.

## Bibliographie

Bonneels, P. (sous presse). *Que se passe-t-il derrière les portes d'une unité de soins intensifs Covid-19 ? D'une unité de soins intensifs à la santé publique*, Paris, Karthala.

Bonneels, P. (2022). « Cosmologies infirmières des mécanismes aux conséquences sociopolitiques de la fabrique des catégories », *ActuSoin*, 1, 1-21.

Douglas, M. (1971). *De la souillure. Essai sur les notions de pollution et de tabou*, Paris, Éditions Maspero.

Favret-Saada, J. (1977). *Les mots, la mort, les sorts*, Paris, Gallimard.

Fleury, C. (2019). *Le soin est un humanisme*, Paris, Gallimard.

Laugrand, A. (2024). « How To Prevent Social Disaster : The Use Of Pig In Blaan Rituals (Mindanao), in O. Servais & L. Simon, *Disasters, indigenous Knowledge, and Resilience*, 74-96, Paris, Karthala.

Laugrand, A. (2021). *Des nomades à l'arrêt. Corps, lieux et cosmologie des Blaan de Malbulen, Philippines*, Louvain-la-Neuve, Academia.

Laugrand, F. & A. Laugrand. (2023). *Des voies de l'ombre. Quand les chauves-souris sèment le trouble*. Muséum national d'Histoire naturelle.

Laugrand, F. & A. Laugrand (2021). « Sacrifice du cochon ou mise en relation ? Du sang, des signes et des sons dans trois contextex rituels chez les Alangan, les Blaan et les Ibaloy des Philippines », *Anthropozoologica*, 56(12), 181-196.

Plang, Y. A., Tanalgo, K. C., Dela Cruz, K.C. *et al.* (2024). « Herbolario v. 1 : building database for medicinal plants used by ethnolinguistic groups in the Philippines to support indigenous knowledge conservation », *Discov. Plants*, 1(38).

Pourchez, L. (2021). Ethnomédecine. Dictionnaire *Anthropen* ; <https://doi.org/10.47854/anthropen.v1i1.51288>.

Pourchez, L. (2024). « Faire de l'ethnomédecine au XXIe siècle : enjeux et perspectives », in L. Pourchez, *Regards Croisés sur les relations Soignants-Soignés*, Paris, Éditions des Archives Contemporaines.

Therrien, M. (1995). « Corps sain, corps malade chez les Inuit, une tension entre l'intérieur et l'extérieur, entretiens avec Taamusi Qumaq », *Recherches amérindiennes au Québec*, XXV(1), 71-84.

WONCA EU. (2023). The European Definition of General Practice/Family Medicine.

# Partie 2

# Médecine, technologie et anthropologie

À l'aube du XXI$^{e}$ siècle, la rencontre entre médecine et technologie suscite des interrogations cruciales pour le monde de la santé. L'intégration des nouvelles technologies, allant des outils numériques aux solutions d'intelligence artificielle, transforme non seulement les pratiques médicales, mais également les perceptions et les expériences de la maladie. Dans ce chapitre, nous examinerons comment l'anthropologie, en tant que discipline tournée vers l'humain, peut éclairer ces interactions complexes entre médecine moderne et innovations technologiques.

Cette exploration commence par une réflexion sur la façon dont les innovations numériques redéfinissent notre rapport à la santé.

Dans l'ensemble, ce chapitre vise à démontrer que la médecine, loin d'être un domaine déconnecté de la culture et des technologies, est le reflet d'un système complexe d'interactions humaines et matérielles. En articulant médecine, technologie et anthropologie, nous aspirons à enrichir la compréhension des pratiques de santé contemporaines et à contribuer au débat sur les futurs possibles des soins. Ce voyage à travers les pages qui suivent nous invite à réfléchir sur la façon dont la technologie peut servir, mais aussi questionner, notre humanité dans le cadre de la médecine moderne.

# 1. MÉDECINE, TECHNOLOGIE NUMÉRIQUE ET ANTHROPOLOGIE : UNE APPROCHE CROISÉE

Olivier SERVAIS
Professeur ordinaire d'anthropologie et doyen de la Faculté des sciences économiques, politiques, sociales et de communication de l'Université de Louvain (UCLouvain)

L'évolution technologique rapide des dernières décennies a profondément transformé notre société, faisant émerger des enjeux cruciaux pour l'anthropologie, notamment dans les domaines du digital et de la médecine. L'annonce, en octobre 2021, du passage de Facebook (un simple réseau social) à Meta (un univers digital) symbolise cette mutation vers une ère dominée par le numérique et l'intelligence artificielle (IA), illustrant la puissance des technologies digitales et leur impact sociétal.

Mon analyse part des travaux de Philippe Descola (2005), notamment dans son ouvrage *Par-delà nature et culture*. Il définit les modes de rapport des humains à l'environnement en identifiant quatre types d'ontologies : naturaliste, animiste, totémique, et analogique. Chacune de ces ontologies est un mode de rapport au monde, une modalité de relations aux non-humains (animaux, végétaux, virus, bactéries) et un imaginaire propre. Par ce regard, Descola offre une perspective unique sur la santé et les pratiques médicales, de la médecine occidentale basée sur les soins du corps biologique (ontologie naturaliste) à des approches par le soin de l'âme ou des esprits (animisme) ou holistiques (analogisme) ou communautaires (totémisme). L'émergence de nouveaux êtres technologiques et numériques interagissant avec les humains (Robots, Bots, Virus, IA, Avatars) nous enclin à intégrer ces nouvelles créatures dans ces ontologies.

C'est pourquoi, depuis les années 2000, l'anthropologie a investi le champ numérique, en commençant par étudier les logiques sociales au sein des mondes virtuels tels que *Second Life* ou *World of Warcraft*. Ces recherches, portées par des anthropologues comme Boellstorff, Pearce ou Nardi, ont permis de comprendre les pratiques culturelles et les relations sociales propres aux environnements en ligne. Plus récemment, une anthropologie des données a vu le jour, s'intéressant à l'impact des environnements numériques sur la production et l'utilisation des données chiffrées. L'une des questions fondamentales soulevées dans ce domaine est la porosité entre la vie en ligne et hors ligne. Les travaux récents s'efforcent de reconnecter ces deux réalités, explorant comment les plateformes numériques s'intègrent dans les pratiques quotidiennes et comment le quotidien nourrit le digital.

L'intégration de la robotique et de l'IA dans la médecine transforme profondément les pratiques cliniques. Des outils comme les robots chirurgicaux ou les exosquelettes intelligents illustrent ces avancées technologiques. Cependant, ces innovations suscitent des résistances, notamment en raison de leur coût, de leur complexité d'utilisation, et des questions éthiques qu'elles soulèvent. Les débats autour des biais algorithmiques et de la transparence dans l'usage de l'IA reflètent l'importance de maintenir une perspective critique face à ces développements.

## 1. Anthropologie de la nature et IA

Les travaux de Philippe Descola (2005) marquent un tournant majeur dans l'anthropologie contemporaine. En redéfinissant les relations entre humains et non-humains, Descola propose une anthropologie universaliste visant à découvrir les structures fondamentales des modes de penser et de percevoir l'environnement. Cette approche repose sur l'exploration des « propriétés des différents systèmes possibles de rapport à l'environnement humain », mettant en lumière les divers processus d'identification qui organisent les perceptions de l'intériorité (l'âme) et de l'extériorité (la physicalité).

Descola identifie quatre ontologies principales : naturaliste, animiste, totémique et analogique. Chacune de ces ontologies représente un cadre distinct pour comprendre les interactions entre les humains et leur environnement, influençant directement les pratiques sociales, culturelles et, notamment, médicales.

L'ontologie naturaliste repose sur une perception du monde en termes de catégories distinctes et immuables. Elle se caractérise par une claire séparation entre les êtres humains et le reste de la nature. Les êtres de la nature dispose tous d'un corps physique, mais se différencient les uns des autres par leur intériorité. C'est, par exemple, le fameux QI qui stratifie les humains par leur réflexivité. En médecine, cette vision se traduit par une approche fondée sur des diagnostics spécifiques et des traitements standardisés visant avant tout le corps physique. Ainsi, la médecine occidentale moderne, basée sur des preuves scientifiques et des traitements médicamenteux, illustre parfaitement cette ontologie : chaque maladie est classifiée selon des critères précis de nature bio-chimique ou génétique, avec des traitements pharmacologiques adaptés à chaque catégorie. L'objectif est d'éliminer les dysfonctionnements internes du corps physique pour restaurer un état naturel de santé grâce à une intervention technique (médicaments, compléments alimentaires ou actes techniques).

L'ontologie animiste voit le monde comme animé par des esprits ou des forces invisibles. Les êtres ont tous une intériorité de même nature (humaine), et se différencie par les propriétés de leurs corps. Les interactions constantes entre humains et non-humains, y compris ces esprits, jouent un rôle central dans cette perception. En médecine, cela se traduit par des pratiques visant à établir une communication harmonieuse avec ces forces pour guérir les maladies. Les rituels, la prière et la médiation spirituelle occupent une place essentielle dans les soins de santé. Ainsi, dans certaines sociétés chamaniques, la guérison passe par l'apaisement des conflits entre les forces spirituelles et les êtres humains.

L'ontologie totémique perçoit la nature comme un réseau de relations sociales. Les éléments naturels, tels que les animaux ou les plantes, sont considérés comme des alliés ou des parents. L'individualité n'existe pas, l'être humain est le produit de ses appartenances collectives. En médecine, cette ontologie met l'accent sur les liens communautaires : la guérison implique souvent des rituels collectifs ou des pratiques sociales visant à rétablir l'harmonie au sein de la communauté. Certains soigneurs ou autres figures médiatrices jouent un rôle central, agissant comme des ponts entre les différentes dimensions du social et du naturel. L'interprétation des rêves, perçus comme la pensée du collectif, joue un rôle important.

L'ontologie analogique conçoit la nature comme un système complexe d'interactions où chaque élément est interdépendant. Chaque être y est différent, et ils ne sont apparentés que par analogie. Ceux que nous appelons les humains n'existent eux aussi que par similitudes les uns avec les autres. Ils sont intégrés dans cet écosystème, et leur santé est perçue comme un état d'harmonie avec l'environnement. Cette vision se reflète dans les approches holistiques de la santé, qui privilégient la prévention des maladies et le recours à des pratiques naturelles, comme la méditation ou la médecine à base de plantes. Ici, le traitement est adapté aux besoins spécifiques du patient, prenant en compte à la fois son état physique et émotionnel.

Les quatre ontologies identifiées par Descola offrent un cadre théorique puissant pour analyser les pratiques culturelles et médicales à travers le monde. En révélant les différentes manières dont les sociétés conçoivent leur relation à la nature, cette approche met en lumière la diversité des réponses humaines aux enjeux de santé et d'environnement. Elle souligne également l'importance d'une perspective anthropologique dans la compréhension des systèmes médicaux, en montrant comment ces derniers sont enracinés dans des visions culturelles particulières du monde.

Dans le cadre de l'ontologie naturaliste, l'émergence de nouveaux êtres artificiels reconfigure profondément les relations entre humains et non-humains. Bots, robots, virus informatiques, intelligences artificielles (IA), smartphones, app., ou encore avatars incarnent ces non-humains numériques, artificiellement créés par les humains. Ces entités, produits de la technique humaine, se manifestent à travers des langages propres (algorithmes, protocoles de communication) et des capacités d'interaction qui brouillent les frontières entre naturel et artificiel.

Ces entités ne se limitent pas à des outils passifs : elles agissent, influencent, apprennent et, dans certains cas, simulent des formes d'intentionnalité. Cette capacité à interagir avec les humains ouvre un nouveau champ d'étude pour les anthropologues du numérique. Ces derniers s'intéressent aux dynamiques complexes qui émergent dans ces interactions : comment les humains projettent-ils de l'intériorité sur ces entités artificielles ? Comment ces non-humains modifient-ils nos perceptions de la nature, de la société et de nous-mêmes ?

Dans une perspective anthropologique, ces interactions deviennent des lieux de co-construction où se rejouent les rapports d'identification et de différenciation. Par exemple, une IA conversationnelle peut être perçue tantôt comme un outil, tantôt comme un agent doté d'une certaine autonomie. Ces ambiguïtés mettent en lumière les façons dont les humains s'ajustent à des ontologies hybrides, où des entités artificielles participent à la création de nouveaux systèmes techniques, cognitifs et symboliques.

L'anthropologie du numérique explore ainsi ces enjeux pour comprendre comment ces non-humains artificiels réorganisent les schémas d'identification et les relations de pouvoir. En cela, elle s'inscrit dans un dialogue direct avec les théories de Descola, étendant leur portée au domaine des technologies, pour appréhender la manière dont elles façonnent les ontologies contemporaines.

## 2. Anthropologie Du Numérique

Les dernières décennies ont vu, de fait, l'émergence d'une anthropologie du numérique (Boellstorff, 2008) qui s'est attelée à comprendre les logiques sociales à l'œuvre dans les mondes virtuels. Et, plus récemment, est apparu une anthropologie des données (Walford, 2012) qui a focalisé son attention sur ce que produit un environnement numérique, des données chiffrées, base des récentes évolutions en IA génératives.

Au-delà des heures passées en ligne, et des constats généraux qui ont été faits sur cette pratique numérique, il est apparu important de comprendre en profondeur, grâce à l'immersion que permet l'anthropologie, les réalités sociales naissantes de part et d'autre de ces réalités digitales. Il ne s'agissait plus seulement de disséquer ce qui se passe en ligne, mais de réconcilier ce qui se passe en ligne et hors ligne dans une analyse reconnectée. C'est pourquoi, après s'être surtout intéressé à la nature des relations sociales dans les contextes en ligne, les travaux actuels ont exploré comment les technologies numériques, dont les jeux vidéo connectés et les plateformes de médias sociaux, se situent dans les pratiques quotidiennes des utilisateurs, et comment la frontière entre le virtuel et le hors ligne s'estompe (Martin & Dagiral, 2016). En effet, la relation entre la vie déconnectée et la vie en ligne a été un problème majeur, et en particulier la question de savoir si la vie en ligne doit être considérée comme ontologiquement distincte de la vie hors ligne (Boellstorff, 2016).

Ces réflexions posent de manière sous-jacente la question de la nature des liens en ligne (Berry, 2012) et celle de l'articulation entre relations sociales en ligne et hors ligne. Quelle est la nature de ces liens ? Les liens numériques sont-ils des liens faibles comme le laissent sous-entendre bon nombre de déclarations médiatiques ? Et au-delà, quelle est la nature des communautés émergeant dans ces espaces numériques ? Et en définitive quel est leur ancrage ontologique ?

C'est notamment pour tenter de donner quelques réponses à ces questions, que, depuis 2010, j'ai donc choisi d'investiguer plus particulièrement ce type de dispositifs d'interfaces numériques, essentiellement constitués d'univers en ligne massivement multi-utilisateurs (Sur les communautés en ligne et leur dimension culturelle, le travail de Célia Pearce fut fondateur pour moi (Pearce, 2011). Pour guider mon ethnographie digitale, sans jamais la baliser trop rigidement, quatre hypothèses ont accompagné mes recherches. La première sur laquelle a reposé cette étude est que les mondes numériques sont des espaces techniques mais ouverts (Malaby, 2006). Cela signifie que malgré les contraintes imposées par les *designers* (règles techniques et affordance), les utilisateurs se réapproprient les technologies à leur manière (normes et praxis). Ma seconde hypothèse est que les utilisateurs du digital (et de l'IA) sont guidés dans leurs actions par un projet de cohérence axiologique, de cohérence dans la hiérarchie des valeurs entre eux et leur double technique (robot, avatar, pseudo), qui engendre, par conséquent, un processus de filtrage de leurs multiples identités et usages numériques (Rosas & Dhen, 2011). L'activation de ces manières d'être en contexte digital se manifeste par la mise en évidence de certaines caractéristiques (humour, performance, sociabilité, découverte, etc.) au détriment des autres, selon les contextes (Boellstorff, 2008). Ma troisième hypothèse est qu'il existe une porosité entre la vie digitale et la vie hors du digital (Castronova, 2005) – en d'autres termes, que ces univers sont des mondes non autonomes. *De facto*, le praticien s'interface entre des réalités multiples : la réalité du digital auquel il participe ou qu'il utilise et la réalité du reste du monde. La dernière hypothèse que je fais est qu'une réalité sociale particulière s'épanouit dans ces réalités numériques, véhiculée notamment par l'émergence de véritables collectivités virtuelles (Ducheneaut, Yee, Nickell *et al.*, 2006).

En définitive, dans toutes ces recherches, j'ai chaque fois essayé de considérer le point de vue des acteurs en tenant compte de leur diversité. En effet, ma perspective était avant tout de comprendre leur pratique des technologies dans une logique de socio-anthropologie des usages. Un questionnement a guidé en permanence mon observation : quel sens et quelles significations les usagers donnent-ils à leurs pratiques ? Bref, comme le dit Serge Proulx (2005), il a été question d'observer « ce que les gens font effectivement avec les objets et dispositifs techniques » et de ne pas se satisfaire d'une observation extérieure.

## 3. Médecine, technologie numérique et IA

De tous ces travaux d'observation récents (Vidal, 2016), il ressort que la robotique médicale, combinée à l'intelligence artificielle (IA), transforme profondément le domaine de la santé en offrant des outils de précision adaptés à divers besoins cliniques. Dans le cadre de la robotique chirurgicale, l'IA est exploitée pour améliorer la planification préopératoire en générant des plans chirurgicaux personnalisés à partir des données spécifiques des patients (Abdelaal, Prateek & Septimiu, 2020). Cette approche permet une préparation optimisée des interventions. Par ailleurs, lors des opérations, l'IA joue un rôle essentiel dans le guidage en temps réel, en aidant les chirurgiens à visualiser les structures anatomiques et en ajustant leurs gestes en fonction des informations instantanément fournies.

En matière de rééducation, l'intégration de l'IA dans les dispositifs robotiques permet une adaptation personnalisée des exercices en fonction des besoins spécifiques et des progrès réalisés par les patients (Khalid *et al.*, 2024 ; Coser *et al.*, 2024 ; Abedi *et al.*, 2024). De plus, des capteurs avancés, associés à des algorithmes d'analyse, permettent d'évaluer les mouvements du patient en temps réel, offrant des retours précis pour optimiser le processus de réhabilitation.

Au-delà de la robotique, l'IA s'impose comme un outil clé dans la gestion des données de santé. Les modèles d'apprentissage automatique sont capables d'identifier des motifs dans les données médicales, contribuant à améliorer les diagnostics et à prédire l'évolution des pathologies. Le deep learning, quant à lui, est particulièrement efficace dans l'analyse d'images médicales telles que les radiographies et les IRM, où il atteint des niveaux de précision inégalés (Brunelle & Brunelle, 2019).

L'une des avancées majeures concerne le diagnostic assisté par IA (Al-Antari, 2023). Cette technologie permet d'identifier des anomalies avec une précision accrue, facilitant une prise en charge rapide et adaptée. Par ailleurs, la robotique chirurgicale, guidée par des algorithmes d'IA, permet des interventions mini-invasives de haute précision, réduisant ainsi les risques opératoires et le temps de récupération des patients. De manière plus large, l'IA permet une amélioration significative de la précision diagnostique. En analysant rapidement et efficacement de vastes quantités de données médicales, telles que des images ou des résultats d'analyses, elle surpasse les capacités humaines en matière de rapidité et de fiabilité. Cette précision accrue se traduit souvent par des diagnostics plus fiables, réduisant les erreurs médicales et optimisant les prises en charge. L'IA excelle également dans la détection précoce des maladies. Capable d'identifier des anomalies subtiles souvent invisibles à l'œil humain, elle joue un rôle crucial dans le dépistage de pathologies graves, telles que le cancer ou les maladies cardiovasculaires, à des stades où elles sont encore traitables.

Par ailleurs, l'IA favorise la personnalisation des traitements en analysant les données spécifiques à chaque patient. Cette approche permet de proposer des options thérapeutiques adaptées aux caractéristiques uniques de chaque individu, améliorant ainsi les résultats cliniques. En outre, l'IA joue un rôle d'aide à la décision pour les professionnels de santé. En fournissant des informations complémentaires et des suggestions basées sur des bases de données médicales exhaustives, elle contribue à éclairer les décisions des médecins, renforçant leur confiance dans les diagnostics posés.

Les applications concrètes de l'IA dans le diagnostic sont variées et illustrent son potentiel révolutionnaire. Par exemple, dans l'analyse d'images médicales, l'IA excelle dans la détection de tumeurs, fractures ou autres anomalies à partir de radiographies, IRM ou scanners. Elle est également utilisée dans l'analyse de données génomiques, où elle identifie des mutations génétiques associées à certaines pathologies, ouvrant la voie à des traitements ciblés et à la médecine personnalisée. De plus, les systèmes de diagnostic assisté par IA proposent des diagnostics différentiels en fonction des symptômes rapportés par les patients, guidant ainsi les professionnels vers des prises en charge plus adaptées.

Dans le domaine émergent de la télémédecine, l'IA joue également un rôle central. Des chatbots intelligents sont développés pour répondre aux questions des patients (Bulla,

C., Parushetti, Teli, Aski & Koppad, 2020), fournir des informations médicales et les orienter vers les services appropriés. Parallèlement, l'analyse de données en temps réel, rendue possible par l'IA, permet de surveiller à distance les paramètres vitaux des patients et de détecter rapidement les anomalies, garantissant ainsi une prise en charge rapide et efficace.

Dans le domaine de la rééducation, les exosquelettes intelligents représentent une avancée significative. Ces dispositifs, alimentés par des systèmes d'IA, offrent une rééducation personnalisée pour les patients souffrant de lésions médullaires, en adaptant les mouvements en temps réel selon les besoins spécifiques de chaque individu. En parallèle, l'IA est également utilisée en pharmacovigilance, où elle accélère la détection des effets indésirables des médicaments grâce à l'analyse de larges volumes de données.

La convergence entre l'IA et la robotique ouvre également de nouvelles perspectives prometteuses. Les robots autonomes, par exemple, sont désormais capables de prendre des décisions basées sur les informations collectées par leurs capteurs et traitées via des algorithmes d'IA (Vélez-Guerrero, Callejas-Cuervo & Mazzoleni, 2021). L'apprentissage par renforcement constitue un autre domaine clé, permettant d'entraîner ces robots à réaliser des tâches complexes grâce à un système de récompense pour les actions réussies, rendant leur performance de plus en plus robuste et adaptée à divers contextes.

Cependant, ces avancées technologiques soulèvent des questions éthiques importantes, notamment en ce qui concerne les biais algorithmiques (Bloch, 2025). Car les données d'entraînement biaisées peuvent avoir des conséquences négatives sur les décisions médicales, soulignant la nécessité d'une réflexion approfondie pour garantir l'équité et la fiabilité des outils d'IA. La transparence est un autre enjeu majeur : il est essentiel de rendre le fonctionnement des algorithmes compréhensible aux professionnels de santé et aux patients afin de renforcer leur confiance dans ces nouvelles technologies.

## 4. Les limites actuelles de l'intelligence artificielle en santé

Si les technologies émergentes promettent de transformer en profondeur le domaine de la santé, leur adoption dans la pratique révèle parfois des limites inattendues que les observations ethnographiques révèlent, témoignant d'un contraste entre les ambitions technologiques et les réalités du terrain.

Les dossiers médicaux électroniques (DME) illustrent bien cette dualité (Soto, 2013). Présentés comme une solution révolutionnaire pour centraliser et simplifier la gestion des informations médicales, les DME se heurtent à des résistances significatives de la part des professionnels de santé. En raison de leur complexité d'utilisation, notamment des interfaces peu intuitives et des nombreuses fonctionnalités, certains praticiens, en particulier les plus âgés, éprouvent des difficultés à les adopter. La saisie de données, souvent perçue comme chronophage, détourne le temps qui pourrait être consacré aux soins directs des patients. De surcroît, le manque d'interopérabilité entre les différents systèmes de DME complique l'échange d'informations entre établissements, fragmentant ainsi les parcours de soins.

Les robots de téléprésence ou d'accueil, déployés dans les EHPAD ou les hôpitaux pour faciliter la communication entre les résidents et leurs proches ou avec les soignants, suscitent également des réactions contrastées (voir notamment Michiels, 2021). Du côté des résidents, certains éprouvent des difficultés à s'approprier cette technologie, freinés par une familiarité avec ces dispositifs. Paradoxalement, au lieu de réduire l'isolement, l'absence d'interactions physiques et tactiles via ces robots a renforcé chez certains un sentiment d'isolement. Les soignants, quant à eux, soulignent la surcharge de travail engendrée par la mise en place et l'entretien de ces dispositifs, s'ajoutant à des conditions déjà exigeantes. Certains redoutent même que l'introduction de ces technologies n'altère la qualité des relations humaines, essentielles pour le bien-être des résidents.

Les robots chirurgicaux, bien qu'ils offrent une précision remarquable, rencontrent également des résistances (El Haïk-Wagner, 2024 ; George *et al.*, 2018 ; Bora *et al.*, 2020). Le coût élevé de ces technologies, couplé à la nécessité d'une formation spécifique pour leur maîtrise, constitue des freins à leur adoption généralisée.

Les IA conversationnelles, ou chatbots médicaux représentent une autre innovation (King, 2023 ; Loh, 2023 ; Nguyen, 2023 ; Yang, 2023, Ces outils pourraient fournir des informations médicales aux patients, les accompagner dans le suivi de leurs traitements, ou encore effectuer un premier tri des symptômes afin d'orienter les patients vers le professionnel de santé le plus adapté. Cependant, leur efficacité reste conditionnée par la capacité à gagner la confiance des utilisateurs et à s'intégrer de manière fluide dans les parcours de soin et ne pas les remplacer (Altamimi, 2023).

Ces exemples montrent que si ces technologies ouvrent des perspectives fascinantes, leur mise en œuvre nécessite une attention particulière aux besoins des utilisateurs, aux défis organisationnels et aux enjeux éthiques. Ce dialogue entre rêve technologique et réalité pratique constitue une étape essentielle pour façonner un avenir médical réellement inclusif et opérationnel.

Malgré ses avancées impressionnantes, l'intelligence artificielle (IA) en santé est confrontée à plusieurs défis majeurs qui en limitent actuellement le potentiel, voire soulèvent des questions politiques et sociales, et dont témoignent les observations ethnographiques.

L'un des premiers défis concerne la qualité des informations fournies par les systèmes d'IA, tels que les chatbots médicaux. Ces derniers dépendent étroitement de la qualité des données sur lesquelles ils ont été entraînés. Des données erronées, incomplètes ou biaisées peuvent entraîner des erreurs aux conséquences graves pour les patients. De plus, bien que ces outils soient utiles pour fournir des informations et réaliser des analyses préliminaires, ils ne peuvent remplacer la richesse des interactions humaines. L'empathie, le soutien émotionnel et la relation de confiance établie entre un professionnel de santé et son patient demeurent des éléments essentiels, irremplaçables par une interface technologique.

Un autre point critique est la responsabilité légale. En cas d'erreur dans un diagnostic ou un traitement proposé par un système d'IA, la question de la responsabilité se pose : qui, du concepteur, de l'utilisateur ou de l'établissement, doit en assumer les conséquences ? Par ailleurs, la gestion des données de santé, soumise à des réglementations strictes, soulève des préoccupations relatives à la confidentialité et à la sécurité. Garantir la protection des données sensibles est indispensable mais aussi complexe quand on sait qu'elles sont la base d'une IA efficace. Enfin, la durabilité du digital représente un enjeu croissant. L'usage massif de technologies numériques consomme des ressources énergétiques importantes et peut présenter des vulnérabilités en matière de sécurité à long terme.

Concernant le diagnostic assisté par IA, plusieurs limitations spécifiques émergent. Les biais algorithmiques, par exemple, constituent un défi majeur. Si les données d'entraînement ne sont pas représentatives de la diversité des populations, les algorithmes risquent de produire des résultats biaisés, affectant particulièrement les groupes sous-représentés. De plus, l'interprétation des résultats fournis par l'IA reste une étape critique : ces outils ne remplacent pas le jugement médical, et leurs recommandations doivent être systématiquement validées par un professionnel de santé pour garantir leur pertinence et leur fiabilité.

Enfin, l'utilisation de l'IA dans le diagnostic pose des questions éthiques complexes. La confidentialité des données des patients et la responsabilité en cas d'erreur sont des problématiques centrales qui nécessitent des cadres réglementaires solides et des discussions approfondies.

En conclusion, bien que l'IA offre des opportunités importantes dans le domaine de la santé, ses limites actuelles rappellent l'importance de l'accompagnement humain, de la régulation et de la vigilance pour garantir une intégration responsable et bénéfique de ces technologies dans les pratiques médicales.

L'intégration des intelligences artificielles en médecine, souvent perçue comme une révolution prometteuse, soulève, on l'a vu, des interrogations fondamentales sur les relations entre technologie, éthique et société. Si ces avancées offrent des perspectives potentiellement disruptives, elles nécessitent un recul critique pour éviter les pièges du techno-solutionnisme et des visions utopiques ou dystopiques.

La technologie ne saurait être la réponse à tous les défis médicaux et sociétaux. Comme le souligne l'anthropologue David Graeber (2018), elle peut, dans certains cas, engendrer des effets dystopiques, exacerbant les inégalités, réduisant l'humain à un simple rouage dans des systèmes automatisés, ou négligeant les dimensions relationnelles et culturelles essentielles aux soins. L'éducation à la citoyenneté et aux technologies devient alors une priorité pour permettre une appropriation éclairée et critique des outils numériques et garantir une véritable inclusion dans les processus de transformation.

Les imaginaires technologiques, souvent empreints de solutions idéalisées « très marketing » ou de scénarios eschatologiques techno-scientifiques (Servais Liogier, 2016-2017), doivent être confrontés aux réalités empiriques. Une politique du digital ne peut se concevoir sans intégrer les dimensions sociales, éthiques et politiques de ces transformations, tout en valorisant une approche anthropologique qui place l'humain au centre.

Ainsi, l'intersection entre anthropologie, technologie et médecine ouvre des perspectives fascinantes pour comprendre et répondre aux défis contemporains. Mais pour que ces avancées soient véritablement au service de l'humanité, il est impératif d'adopter une posture critique et inclusive, prenant en compte les complexités et les nuances des transformations en cours, loin des simplifications du tout-technologique.

## Bibliographie


Abdelaal, A. E., Prateek, M. & Septimiu, E. S. (2020). « Robotics In Vivo : A Perspective on Human-Robot Interaction in Surgical Robotics », *Annual Review of Control, Robotics, and Autonomous Systems, 3*(1), 221-242.

Abedi, A., Colella, T.J.F., Pakosh, M. *et al.* « Artificial intelligence-driven virtual rehabilitation for people living in the community : A scoping review », *npj Digit. Med.* 7, 25.

Al-Antari, M. A. (2023). « Artificial intelligence for medical diagnostics-existing and future al technology ! », *Diagnostics*, *13*(4), 688.

Alauzen, M. & Alauzen, M. (2024). « La force du robot : nouveaux agencements du bloc et transformations du raisonnement opératoire dans la société de démonstration », in O. Chevalier, G. Dubey, N. El Haïk-Wagner & C. Jobin (éd.), *Les coulisses de l'activité opératoire. Regards croisés sur les transformations contemporaines de la chirurgie*, Paris, Presses des Mines, pp. 177-192.

Altamimi, I., Altamimi, A., Alhumimidi, A. S. *et al.* (2023). « Artificial Intelligence (AI) Chatbots in Medicine : A Supplement, Not a Substitute », *Cureus*, 15(6).

Berry, V. (2012). *L'expérience virtuelle. Jouer, vivre, apprendre dans un jeu vidéo*, Rennes, PUR.

Bloch, I. (2025). « Intelligence artificielle et diagnostic médical, quels enjeux éthiques ? Limites et fantasmes, le point de vue du chercheur », *Journal d'imagerie diagnostique et interventionnelle*, 8(1), 45-48.

Boellstorff, T. (2008) *Coming of Age in Second Life : Anthropologist Explores the Virtually Human*, Princeton University Press.

Boellstorff, T. (2016). « For Whom the Ontology Turns : Theorizing the Digital Real », *Current Anthropology* 57(4) : 387-407

Boellstorff, T. & B. Maurer (dir.) (2015). *Data, Now Bigger and Better!*, Prickly Paradigm Press.

Bogue, R. (2022). « Exoskeletons : a review of recent progress », *Industrial Robot : the international journal of robotics research and application*, *49*(5), 813-818.

Brunelle, F., & Brunelle, P. (2019). « Intelligence artificielle et imagerie médicale : définition, état des lieux et perspectives », *Bulletin de l'Académie Nationale de Médecine*, 203(8-9), 683-687.

Bulla, C., Parushetti, C., Teli, A., Aski, S. & Koppad, S. (2020). « A review of AI based medical assistant chatbot », *Res Appl Web Dev Des*, *3*(2), 1-14.

Casilli, A. (2010). *Les liaisons numériques. Vers une nouvelle sociabilité ?*, Paris, Seuil.

Castiglioni, I., Rundo, L., Codari, M., Di Leo, G., Salvatore, C., Interlenghi, M., Gallivanone, F., Cozzi, A., D'Amico, N. C. & Sardanelli, F. (2023). « AI applications to medical images : From machine learning to deep learning », *Physica Medica*, 83, 9-24.

Castronova, E. (2005). *Synthetic worlds. The business and Culture of online game*, Chicago, The University of Chicago Press.

Chevallier, M. (2023). Accompagner les robots d'accompagnement : une approche sociologique des robots « sociaux ». Thèse de doctorat, EHESS.

Coser, O., Tamantini C., Soda P. et Zollo L. (2024). « AI-based methodologies for exoskeleton-assisted rehabilitation of the lower limb : a review », *Front. Robot. AI* 11.

Coser, O., Tamantini, C., Soda, P. & Zollo, L. (2024). « AI-based methodologies for exoskeleton-assisted rehabilitation of the lower limb : a review », *Frontiers in Robotics and AI*, *11*, 1341580.

Descola, P. (2005). *Par-delà Nature et Culture*, Paris, Gallimard.

Djellal, A. (2020). « Impact des nouvelles technologies sur le travail des soignants », *L'Aide-Soignante*, *34*(221), 24-26.

Ducheneaut, N., Yee, N., Nickell, E. *et al.* (2006). « "Alone together?" Exploring the social dynamics of massively multiplayer online games », in *Proceedings of the SIGCHI Conference on Human Factors in computing systems*, New York, Association for Computing Machinery, 407-416.

Ducheneaut, N., Yee, N., Nickell, E. *et al.* (2006). « Building an MMO with mass appeal : A look at gameplay in World of Warcraft », *Games and Culture* 1, 281-317.

Fernandes, A.C., Souto M.E.V.C. (2023). « Benefits, Limits, and Risks of GPT-4 as an AI Chatbot for Medicine », *N Engl J Med. Jun*, 22, 388(25), 2399-2400.

Ford, H. (2014). « Big data and small : Collaborations between ethnographers and data scientists », *Big Data & Society*, 1(2).

George, E. I., Brand, C. T. C. & Marescaux, J. (2018). « Origins of robotic surgery : from skepticism to standard of care », *JSLS : Journal of the Society of Laparoendoscopic.*

Göndöcs, D. & Dörfler, V. (2024). « AI in medical diagnosis : AI prediction & human judgment », *Artificial Intelligence in Medicine*, *149*, 102769.

Graeber, D. (2018). *Bullshit Jobs : A Theory*, New-York : Simon & Schuster, 327 pages. ISBN : 978-1-50114-331-1.

Gray, P. A. (2016). « Memory, body, and the online researcher : Following Russian street demonstrations via social media », *American Ethnologist*, 43(3) : 500-510.

Han, J., Davids, J., Ashrafian, H., Darzi, A., Elson, D. S. & Sodergren, M. (2022). « A systematic review of robotic surgery : From supervised paradigms to fully autonomous robotic approaches », *The International Journal of Medical Robotics and Computer Assisted Surgery*, *18*(2).

He S. Yang, Fei Wang, Matthew B. Greenblatt, Sharon X Huang, Yi Zhang (2023). « AI Chatbots in Clinical Laboratory Medicine : Foundations and Trends », *Clinical Chemistry*, vol. 69, Issue 11, 1238-1246.

Juris, J. S. (2012). « Reflections on #Occupy Everywhere : Social media, public space, and emerging logics of aggregation », *American Ethnologist* 39, 259-279.

Kaur, S., Singla, J., Nkenyereye, L., Jha, S., Prashar, D., Joshi, G. P., ... & Islam, S. R. (2020). « Medical diagnostic systems using artificial intelligence (ai) algorithms : Principles and perspectives », *Ieee Access*, *8*, 228049-228069.

Khalid, U. B., Naeem M., Stasolla F., Syed M. H., Abbas M., Coronato A. (2024). « Impact of AI-Powered Solutions in Rehabilitation Process : Recent Improvements and Future Trends », *Int J Gen Med.*, 12 ;17, 943-969.

King, M.R. (2023). « The Future of AI in Medicine : A Perspective from a Chatbot », *Ann Biomed Eng* 51, 291–295

Knox, H. & D. Nafus (dir.) (2018). *Ethnography for a data-saturated world*, Manchester.

Kow, Y.M. & B. Nardi (2009). « Culture and creativity : World of Warcraft modding in China and the US », in Bainbridge W. S. (ed.), *Onlineworlds*, Springer, 21-41.

Kumar, K. A., Rajan, J. F., Appala, C., Balurgi, S. & Balaiahgari, P. R. (2024). « Medibot : Personal Medical Assistant », in *2024 2nd International Conference on Networking and Communications (ICNWC)* (pp. 1-6). IEEE.

Loh, E. (2023). « ChatGPT and generative AI chatbots : challenges and opportunities for science, medicine and medical leaders », *BMJ*, 1-4.

Madsen, M. M. Blok A. & Pedersen M. A. (2018). « An ethnography in/of computational social science », in Knox H. & Nafus D. (dir.), *Ethnography for a Data Saturated World*, Manchester University Press.

Malaby, T. (2006). « Parlaying values : Capital in and beyond virtual worlds », *Games and Culture* 1(2), 141-162.

Manaouil, C., Chamot, S. & Petit, P. (2024). « Le médecin confronté à l'IA (Intelligence artificielle). Éthique et responsabilité », *Médecine & Droit*, *2024*(186), 50-66.

Martin, O. & E. Dagiral (dir.) (2016). *L'ordinaire d'internet. Le web dans nos pratiques et relations sociales*, Paris, Armand Colin.

Michiels, G. (2021). *Observation de deux robots humanoïdes en milieu hospitalier… Et si c'était à refaire ? Droits d'objets : un nouvel art de faire*, Trois-Rivières, La Rochelle.

Miller, D. (2011). *Tales from Facebook*, Cambridge, Polity Press.

Miller, D., Costa, E., Haynes, N., McDonald, T. *et al.* (2016). *How the World Changed Social Media*, UCL.

Moustris, G. P., Hiridis, S. C., Deliparaschos, K. M. & Konstantinidis, K. M. (2011). « Evolution of autonomous and semi-autonomous robotic surgical systems : a review of the literature », *The international journal of medical robotics and computer assisted surgery*, 7(4), 375-392.

Najjar, R. (2023). « Redefining Radiology : A Review of Artificial Intelligence Integration in Medical Imaging », *Diagnostics*, 13(17), 27-60.

Nardi, B. (2010). *My Life as a Night Elf Priest : An Anthropological Account of the World of Warcraft,* University of Michigan Press.

Ngalamulume, J. (2018). Facteurs expliquant l'écart entre les potentiels et l'état actuel d'adoption et d'usage du dossier médical électronique (DME) dans les soins de première ligne au Canada.

Nguyen, Y. & Costedoat-Chalumeau, N. (2023). « Les intelligences artificielles conversationnelles en médecine interne : l'exemple de l'hydroxychloroquine selon ChatGPT », *La Revue de Médecine Interne*, 44(5), 218-226.

Nicolas, El Haïk-Wagner (2024). « Heurs et malheurs du premier robot chirurgical otologique au bloc pédiatrique », *Revue d'anthropologie des connaissances*.

Nyholm, S. (2023). « Robotic animism : the Ethics of attributing minds and personality to Robots with Artificial Intelligence », in *Animism and Philosophy of Religion*, Cham, Springer International Publishing, pp. 313-340.

Panesar, S., Cagle, Y., Chander, D., Morey, J., Fernandez-Miranda, J., & Kliot, M. (2019). « Artificial intelligence and the future of surgical robotics », *Annals of surgery*, *270*(2), 223-226.

Pearce, C. (2011). *Communities of Play. Emergent Cultures in Multiplayer Games Virtual Worlds*, The MIT Press

Pink, S., Horst, H., Postill, J., Hjorth, L., Lewis, T., Tacchi, J. (2015). *Digital Ethnography*, New York, Sage.

Pinto-Coelho, L. (2023). « How Artificial Intelligence Is Shaping Medical Imaging Technology : A Survey of Innovations and Applications », *Bioengineering*, 10(12), 14-35.

Proulx, S. (2005). « Penser les usages des technologies de l'information et de la communication aujourd'hui : e.njeux, modèles, tendances », in Vieira L., Pinede N. (dir.), *Enjeux et usages des TIC : aspects sociaux et culturels*, Bordeaux, Presses Universitaires de Bordeaux, 7-20.

Richardson, K. (2015). *An anthropology of robots and AI : Annihilation anxiety and machines*, Londres, Routledge.

Rosas, O.V. & G. Dhen (2011). « One self to rule them all : A critical discourse analysis of French-speaking players' identity construction in World of Warcraft », in Zagalo N., Morgado L. & Boa Ventura A. (dir.), *New communication and identity paradigms*, Hershey, Information Science Reference, 337-366.

Séroussi, B., & Bouaud, J. (2017). « Adoption of a nationwide shared medical record in France : Lessons learnt after 5 years of deployment », *AMIA annual symposium proceedings*, vol. 2016, p. 1100.

Servais O., Liogier R. (dir.), Les eschatologies techno-scientifiques (parties 1 et 2)/Techno-scientific eschatologies (Part I et II), *Social Compass*, vol. 62, Issue 3, September 2016 et vol. 64, Issue 1, Marsh 2017.

Soto, M. (2013). Facteurs liés à l'adoption du Dossier médical électronique (DME). Une étude de cas sur le processus d'implantation d'un DME dans un groupe de médecine de famille.

Steinkuehler, C. (2006). « The mangle of play », *Games and Culture* 1(2), 199-213.

Sun, R., Deutsch, E. & Fournier, L. (2022). « Intelligence artificielle et imagerie médicale », *Bulletin du Cancer*, 109(1), 83-88.

*Surgeons*, *22*(4), e2018-00039. Bora, G. S., Narain, T. A., Sharma, A. P., Mavuduru, R. S., Devana, S. K., Singh, S. K. & Mandal, A. K. (2020). « Robot-assisted surgery in India : A SWOT analysis », *Indian Journal of Urology*, *36*(1), 1-3.

Vélez-Guerrero, M. A., Callejas-Cuervo, M. & Mazzoleni, S. (2021). « Artificial intelligence-based wearable robotic exoskeletons for upper limb rehabilitation : a review », *Sensors*, *21*(6), 2146.

Vidal, Denis (2016). *Aux Frontières de l'Humain. Dieux, Figures de Cire, Robots et Autres Artefacts* [*At the Human Frontiers : Gods, Wax Figures, Robots and Other Artifacts*]. Essai. Histoire. Anthropologie (in French), Paris, Alma.

Walford, A. (2012). « Data Moves : Taking Amazonian Climate Science Seriously », *Cambridge Anthropology*, 30 (2) : 101-111.

Walford, A. (2017). « Raw Data : Making Relations Matter », *Social Analysis* 61(2) : 65-80.

Y. Qin, P. Geng, Y. You, M. Ma, H. Wang & J. Han (2024). « Collaborative Preoperative Planning for Operation-Navigation Dual-Robot Orthopedic Surgery System », in *IEEE Transactions on Automation Science and Engineering*, vol. 21, n° 3, pp. 2949-2960 ; <doi: 10.1109/TASE.2023.3272376>.

# 2. CE QUE L'INNOVATION NUMÉRIQUE FAIT À LA SANTÉ

Sarah SANDRÉ
PhD en histoire des sciences et techniques contemporaines, laboratoire IRIS (UMR 8156) et Responsable juridique à la direction de la recherche, de l'innovation et des maladies rares de l'AP-HP Sorbonne Université

## 1. Introduction « dix ans plus tôt »

Comme l'écrit Norbert Alter (2010), l'histoire de l'innovation est celle d'un processus. Les années 2010 sont le théâtre de l'incursion progressive de la santé numérique dans le quotidien des professionnels de santé, des patients, des aidants et, de manière générale des utilisateurs soucieux de leur santé. La popularisation des smartphones auprès du grand public a largement contribué à la diffusion d'application santé/bien-être permettant aux utilisateurs de mesurer leurs données : podomètre, battements de cœur, gestion du stress, journal de bord, gestion du poids, journal de règle, etc. Ces nouvelles pratiques ont rendu remarquables l'influence des acteurs du numérique dans le secteur de la santé. Ces nouveaux entrants sont devenus incontournables et se sont imposés en tant que nouveaux chantres légitimes de l'innovation.

La mesure de soi qui est l'une des composantes principales de ces nouveaux dispositifs et répond à plusieurs impératifs :

- La collecte de données de vie réelle
- La collecte de données sur l'environnement de l'utilisateur (habitude de vie hors de l'hôpital par exemple). Ces

données peuvent inclure l'état de bien-être de l'utilisateur : par exemple, utiliser des émoticônes pour illustrer le moral ou l'état de stress

- Favoriser l'autonomie de l'utilisateur et le responsabiliser (*empowerment*)
- Encourager l'adhésion d'un utilisateur à une stratégie de soin (j'inclus ici également l'aidant)
- Augmenter l'observance du patient en particulier dans le cas des maladies chroniques

Cependant, l'afflux de ces nouveaux outils n'emporte pas immédiatement la confiance des institutions ou des professionnels. La méfiance a laissé place à des investissements massifs dans le secteur de la santé numérique pour le déploiement, l'expérimentation et la mesure d'impact de ces nouveaux outils. La légitimité de ces derniers s'est renforcée grâce à des politiques publiques favorisant les partenariats publics-privés notamment en France comme nous le verrons plus tard dans ce chapitre. L'absence d'outils d'évaluation, un cadre réglementaire encore peu clair avant l'entrée en vigueur du RGPD ont participé à une frilosité du marché de la santé numérique.

À titre personnel, c'est en cabinet d'avocats que j'observais ce phénomène qui m'a donnée l'idée d'effectuer une thèse en histoire des sciences et des techniques contemporaines. À l'époque, effectuer une thèse en droit semblait trop limitant : le RGPD n'était pas encore entré en vigueur, l'Intelligence Artificielle (IA) semblait trop prospectif à l'opposé d'aujourd'hui où les contrats doctoraux sur ce domaine sont pléthore(s). Il y a dix ans, les thèses juridiques abordaient davantage la thématique des objets connectés en santé du point de vue de la responsabilité et des assurances. Le choix de l'histoire s'imposait pour deux raisons :

- La première, la révolution numérique est un évènement majeur au même titre que la révolution industrielle : les objets connectés, le droit, les usages de la santé numérique ou encore les politiques publiques peuvent être interprétés comme des marqueurs d'une époque.

- La seconde est le travail plusieurs historiennes de la santé notamment Anne Rasmussen (2004) ou encore Vivian Quirke (2004) sur l'histoire de l'industrie pharmaceutique.

Les travaux de référence de ces historiennes m'ont montrées le chemin à suivre pour aborder le processus de légitimation de l'industrie numérique en santé. Ainsi, Anne Rasmussen appuie-t-elle son étude de l'évolution des formes pharmaceutiques sur les mutations du cadre réglementaire de l'industrie pharmaceutique : par exemple, le droit des brevets français passe d'un régime dérogatoire de la propriété industrielle classique (visa) à une reconnaissance de l'industrie comme acteur légitime de l'innovation en santé. Vivian Quirke décrit un phénomène similaire lorsqu'elle compare les industries pharmaceutiques françaises et anglaises. Elle souligne le tournant qu'a représenté la seconde guerre mondiale dans le soutien des gouvernements français et anglais aux laboratoires pharmaceutiques et à leurs innovations. À cet égard, il est frappant de voir que l'industrie numérique en santé obéit à la même trajectoire. En effet, alors que l'Angleterre multiplie les partenariats entre le NHS et Google, les hôpitaux français s'inquiètent du choix d'hébergeurs de données de santé hors UE et du risque de voir les données de santé de leurs patients d'être transférés vers les États-Unis[38].

Un dernier aspect était en suspens : la comparaison avec l'Angleterre. Là encore, le choix de l'histoire (plus particulièrement de l'histoire des sciences et des techniques) a été décisif. La chercheuse Liliane Hilaire Perez (1997) a beaucoup travaillé sur le transfert de technologie entre la France et l'Angleterre au moment de la révolution industrielle. Les historiennes de la

38 La plupart des startups utilisent en majorité des hébergeurs américains notamment pour les solutions utilisant de l'intelligence artificielle. *Microsoft* et *Amazon Web Service* (*AWS*) sont les hébergeurs les plus courants. En France, ces hébergeurs disposent de l'agrément hébergeur de données de santé (HDS).

santé citées plus haut ont également comparé le développement de l'industrie pharmaceutique en France et en Angleterre, du soutien à l'innovation par cet acteur au milieu du XXe siècle.

Maintenant que je vous ai parlé du contexte, que faut-il retenir de ma thèse ?

- La similitude entre les acteurs du numérique et l'industrie pharmaceutique : le process de légitimation est assez proche. On part d'une méfiance des institutions notamment en France pour aboutir à un investissement considérable (fonds publics, appels à projet, mécanismes de prêts préférentiels, bourses, prix, partenariats-publics privés, ouverture de tiers-lieux).
- Une compétition qui dépasse largement les intérêts particuliers ou nationaux. Le numérique en santé tout comme l'industrie pharmaceutique est devenu un enjeu de souveraineté nationale (et européenne) face aux États-Unis et la Chine à travers les multinationales du numérique.
- La saturation du marché de la santé par un arrivage massif de solutions numériques (applications, objets connectés, plateformes de prise de rendez-vous, de télésurveillance, de téléconsultation, etc.).
- La difficile distinction entre « santé » et « bien-être » du point de vue de l'utilisateur en raison de l'arrivage massif des dispositifs de santé numériques évoqué plus haut.

Le numérique et l'industrie pharmaceutique sont proches car leurs innovations peuvent comporter un risque pour les patients. Ces deux acteurs ont été confrontés à des scandales ; des scandales sanitaires pour les laboratoires et des cyberattaques ou encore inquiétude du sort des données des patients (hébergeurs de données de santé appartenant aux GAFAM) pour le secteur de la santé numérique.

### 1.1. La confusion entre « santé » et « bien être »

Il n'est pas possible de définir juridiquement le bien-être. On peut déduire le bien-être en partant d'un faisceau d'indices, mais il n'existe pas de qualification du bien-être à proprement parlé comme il existe une définition légale d'un dispositif médical ou d'un médicament. À l'inverse, un dispositif médical est une qualification qui résulte d'un processus réglementaire strict : marquage CE, essai clinique et classification du dispositif selon le risque et le caractère invasif du dispositif. Le médicament, quant à lui se définit dans le Code de la santé publique comme « toute substance ou composition présentée comme possédant des propriétés curatives ou préventives à l'égard des maladies humaines, ainsi que toute substance ou composition pouvant être utilisée chez l'homme ou pouvant lui être administrée, en vue d'établir un diagnostic médical ou de restaurer, corriger ou modifier ses fonctions physiologiques en exerçant une action pharmacologique, immunologique ou métabolique[39] ». Les dispositifs connectés, notamment les applications et les objets connectés en santé numérique ne sont pas tous des dispositifs médicaux au sens réglementaire, mais s'apparentent plutôt au bien-être tout en utilisant un argumentaire/un narratif issu de la santé à destination des utilisateurs. Cela peut être le cas pour l'application ECG de l'*Apple Watch* ou encore l'application *Yazio* pour la gestion du poids qui comprend plusieurs fonctionnalités dont un journal alimentaire, comptage alimentaire et des propositions de régimes et de recettes. Les objets de bien-être vont être mieux encadrés grâce au réglement sur l'espace européen des données de santé (EEDS) entré en vigueur le 25 mars 2025 : l'article 47 évoque notamment une labellisation de ces dispositifs.

La méthodologie se fonde sur un corpus d'analyse composé de sources écrites : textes réglementaires, littératures grises c'est-à-dire des documents institutionnels, rapports

39 Article L.5111-1 alinéa 1 du Code de la santé publique.

d'activités de sociétés, communiqués de presses. J'ai également utilisé des sources orales, méthode utilisée en histoire du temps présent : c'était la seule manière d'avoir des matériaux concernant les acteurs du numérique, les startups. Pour ce faire, j'ai effectué 6 mois d'immersion en incubateur de startup.

### 1.2. Dix ans plus tard

Une approche par le risque s'impose pour encadrer et expérimenter ces nouveaux outils. Évaluer l'efficacité et les bienfaits de ces innovations pour les professionnels, les patients, et, le cas échéant, les aidants est un impératif notamment au regard des investissements générés pour le déploiement de la santé numérique. Dans le champ de la santé, de nombreuses innovations en santé ont d'abord été pensées comme des palliatifs des déserts médicaux – après de nombreuses réformes pour tenter de remédier à la pénurie de médecins généralistes, avant d'être envisagées en tant que soins à part entière (*digital therapeutics* ou « DTX »), pour améliorer la qualité des soins des patients (Mon espace santé) ou faciliter le suivi des personnes souffrant de maladies chroniques. Il s'agit également d'abolir les distances entre le « public » et les professionnels : d'aider ces derniers, tout en développant l'*empowerment* des patients c'est-à-dire leur adhésion au parcours de soin ou leur autonomie dans le cas des maladies chroniques comme le diabète par exemple, dans une logique d'inclusion sociale (Mission Société Numérique, mai 2017-2018) ; voire réduire les inégalités sociales en santé[40].

En France, par le biais de l'interface G-NIUS, les acteurs du numérique en santé s'auto-régulent. Ce sont eux qui évaluent leurs propres dispositifs en se fondant sur les ressources documentaires disponibles sur la plateforme gouvernementale G-NIUS. La France des années 2020, à l'instar de l'Angleterre des années 2010 analysée dans le cadre de ma thèse multiplie

40 <https://sante.gouv.fr/IMG/pdf/avis_cns_aoc_adopt_plen_0802_contrib_cnle_cncph_220218.pdf>.

les partenariats entre acteurs du secteur public et acteurs du secteur privés, avec pour terrain d'expérimentation l'hôpital.

### 1.3. Expérimentation et évaluation des solutions numériques en santé : l'exemple « Evalexplo »

Le *Digital Medical Hub* (DMH) a mené l'étude *Evalexplo* pour évaluer l'efficacité de plusieurs dispositif connectés accessibles au grand public c'est-à-dire qu'il ne s'agit pas de dispositifs médicaux uniquement accessibles sur prescription médicale. L'étude comparait ainsi des dispositifs « grand public » c'est-à-dire des outils connectés qui ne sont pas des « dispositifs médicaux » au sens des dispositions du Code de la Santé publique français[41]. Ces dispositifs connectés appartiennent davantage à la catégorie « bien-être » tout en utilisant l'argumentaire de la santé (perte de poids, qualité du sommeil, diminution du stress, contrôle du rythme cardiaque). L'étude fait état de grandes disparités entre les objets « bien-être » et les dispositifs médicaux « classiques » :

> “Cette montre Withings "voit mal les stades 1 et 2, qu'elle qualifie de 'sommeil léger' ainsi que celui de stade 3 et ne voit pas le sommeil paradoxal, donc forcément ça va impacter les résultats" et inversement, la Fitbit surestime la durée du sommeil léger et surtout celle du sommeil profond, ce qui va être problématique (Propos rapportés de la Dr Justine Masson Frija)[42].”

Si les patients souffrant d'une maladie chronique (et le cas échéant, l'aidant) vont suivre les prescriptions de leur médecin, ils seront sensibles à tout outil leur permettant de mieux vivre leur pathologie et d'améliorer leur qualité de vie y compris ceux destinés au grand public.

41 Article L.5211-1, Code de la Santé publique.

42 Do Quang L., « Les objets connectés semblent peu fiables pour étudier le sommeil des personnes qui s'en plaignent », Tic Pharma, 08/12/23; <https://www.ticpharma.com/story?ID=2450>, page consultée le 28/02/24.

Le projet *Evalexplo* met en exergue la notion de « promesse techno scientifique » (Pierre-Benoit Joly, 2015) ou encore de « bluff technologique » (Ellul, 2012). Les outils numériques en santé peuvent être qualifiés d'innovation car ce qualificatif renvoie à tout un imaginaire rattaché au progrès. Les investissements en matière de santé numérique (« Ma santé 2030 » en France) illustrent l'espoir, les vertus mélioratives réelles ou supposées des outils numériques. Cet imaginaire est d'autant plus fort qu'il se rapproche du « mythe de l'inventeur »[43], et dans le cas du numérique, de celui de l'entrepreneur[44] (Galluzzo, 2023).

### 1.4. Autour de l'innovation : « promesses » et « mythe de l'inventeur »[45]

Le *start-upper*, lors de l'exercice du pitch, raconte son histoire pour renforcer le poids de son innovation, et lever des fonds. Cela passe par l'injonction d'une forme d'héroïsation, en rendant invisibles les défauts de leurs outils. Il existe des formations (ateliers en incubateur par exemple) dans ce sens pour accompagner les « porteurs de projets » à développer un réseau, les mettre en relation avec d'autres entrepreneurs pour avoir une visibilité et bénéficier des financements, par exemple via les *business-angel* (ou investisseurs). Les financements publics accompagnant le démarrage de la start-up sont réputés être relativement plus aisés à obtenir que les financements privés. Pour ce faire, l'incubateur organise des évènements comme des conférences dans lesquels par exemple de grands cabinets d'avocats viennent pour proposer leurs services aux porteurs de projets. À côté de cet accompagnement, l'incubateur permet aussi de fournir aux porteurs de projet du matériel qu'ils ne pourraient pas se

43 Expression empruntée à l'historienne Christine Mac Leod pour désigner l'idéalisation des inventeurs pendant la révolution industrielle et l'utilisation de cette figure par l'empire britannique pour illustrer sa domination notamment dans son ouvrage *Heroes of invention, Liberalism and British Identity, 1750-1914* paru en 2007.

44 *Ibid.*

45 Mac Leod, 2007.

payer : locaux, bureau, connexion internet… Il faut imaginer l'incubateur comme un grand open-space où l'on paie une chaise, une table, du wifi et la machine à café.

La figure du mythe de l'entrepreneur n'est pas nouvelle : l'inventeur était porté aux nues dans l'Angleterre de la Révolution industrielle. Il en va de même pour l'entrepreneur de la « *start up nation* ». Ces deux époques sont connexes pour l'utilisation du *storytelling* comme outil créditant le caractère innovant de l'outil de son inventeur et pour la fascination autour de ces deux types d'acteurs. Cette culture légitime un ordre politique fondé sur un conservatisme méritocratique, selon lequel les individus seraient les seuls responsables de leurs réussites et de leurs échecs (Galluzzo, 2023). Dans ce sens, le modèle idéal promu par le gouvernement français semble être celui de la Silicon Valley (Alexandre, 2023). Du moins, ce qui primerait serait le développement par la technologie et non par les besoins de santé (Vergès, 2021).

L'historienne Christine Mac Leod (2007) documente largement le mythe de l'inventeur de l'Angleterre du XIXe et de l'impact de ce narratif pendant la période de la révolution industrielle. La figure de l'inventeur est alors celle d'un héros de l'industrie et d'un pilier de la construction de l'identité anglaise et de sa domination économique pendant cette période. Le narratif politique de la « startup nation » utilisé pendant la campagne présidentielle française de 2017 reprend sensiblement les mêmes codes. Les startuppers sont innovants et ils participent au rayonnement de la France. Le secteur du numérique, l'expertise recherchée de l'intelligence artificielle et le domaine de la santé. Les acteurs du numérique, bien que leur cœur d'expertise initial soit éloigné du soin détiennent un savoir-faire, un narratif qui les rend légitime pour intégrer le domaine de la santé et proposer leurs solutions aux médecins. Évidemment, il existe des professionnels de santé qui développent des outils numériques : par exemple, un médecin développant un casque de réalité virtuelle pour former ses internes avant d'aller au bloc ou encore une infirmière créant un jeu à destination des parents pour leur apprendre les bons réflexes dans l'administration du traitement à leur enfant. L'imaginaire autour du numérique en santé impose le recours à des mécanismes d'évaluation pour déterminer l'efficacité des solutions sur le marché ou en cours d'expérimentation.

### 1.5. Évaluer pour anticiper les risques

L'évaluation des innovations en e-santé est nécessaire car elle implique différents risques juridiques (Collard, 2013). L'incertitude qui pèse sur la notion de bien-être en santé est le premier risque. Il se caractérise par l'absence d'un cadre réglementaire défini, ce qui est également la situation de l'intelligence artificielle et de la robotique. L'incertitude liée aux aléas de la recherche et des développements scientifiques représente un autre aspect du risque juridique. On doit enfin prendre en compte l'incertitude liée au contexte (bouleversement politique tel le Brexit). Ces différentes catégories d'incertitudes pèsent sur la santé numérique. En altérant l'interprétation juridique, elles ont une incidence économique ou de réputation, dite de « destruction de valeur pour l'entreprise[46] » (concurrence, etc.), à savoir une perte de valeur de l'entreprise à la suite d'une sanction juridique. Les contraintes d'organisation liées aux nouvelles normes risquent également de provoquer une modulation des prix (augmentation ou baisse des prix)[47].

En France, en dehors des circuits d'évaluation réglementaires, les entrepreneurs peuvent recourir à d'autres formes de labellisation par leurs pairs : un concours, par exemple EDF Pulse, le concours *Docapost*, l'insertion dans un incubateur ou un accélérateur spécialisé en santé. Les labellisations peuvent également prendre la forme d'appel à projet à l'instar

46 *Ibid.*

47 « La valeur stratégique est liée aux ressources permettant à l'entreprise d'améliorer sa position de marché et renvoie à l'acquisition, au maintien, au développement ou à la perte d'un avantage concurrentiel » (*op. cit.*, p.50).

d'« onco-entrepreneur » et « d'onco-numérique ». Les projets sont tout d'abord avalisés par un jury qui les intègre à un programme d'une durée de neuf mois. L'enjeu du label est d'être crédible, visible, de rassurer et d'attirer des investisseurs. Ces procédures soulignent l'importance de la qualification des inventions dans le secteur de l'e-santé où les investissements sont risqués. Bien des jeunes entreprises choisissent une stratégie de contournement en présentant leurs créations comme des innovations de bien-être, de services (notamment pour les aidants) et non de santé. En France, les porteurs de projets d'innovation en santé numérique ont à leur disposition le guichet unique G-NIUS[48]. Issu de la feuille de route « Ma santé 2022 »[49], ce guichet unique est une plateforme de services qui met à la disposition des entrepreneurs des fiches sur les acteurs du secteur, les types de financement existants ainsi que des fiches pédagogiques sur la réglementation en vigueur. En revanche, il n'existe pas de circuit d'évaluation officiel de ces innovations. La HAS n'évalue que les dispositifs médicaux et elle participe au guichet G-NIUS sur la qualité du contenu médical. Elle n'expertise pas les solutions numériques, mais elle a publié plusieurs référentiels, dont un livret proposant 101 critères d'évaluation, afin que les entrepreneurs s'auto-évaluent. En parallèle, la HAS a édicté en février 2021 une classification des solutions numériques qui fonctionne selon la même logique que celle des dispositifs médicaux ; elle repose sur le degré d'autonomie de la prise de décision et distingue les solutions facilitant l'observance des patients de celles aidant au diagnostic[50].

48 « G-NIUS, un facilitateur de l'innovation en santé numérique », site de l'Agence du numérique en santé, 6 mai 2020 ; <https://esante.gouv.fr/actualites/gnius-un-facilitateur-de-linnovation-en-sante-numerique>.

49 « Ma santé 2022, un engagement collectif », Site du ministère de la santé ; <https://solidarites-sante.gouv.fr/systeme-de-sante-et-medico-social/masante2022/>.

50 HAS, « Classification fonctionnelle, selon leur finalité d'usage, des solutions numériques utilisées dans le cadre de soins médicaux ou paramédicaux », guide méthodologique, 4 février 2021.

À cela s'ajoute les impératifs de protection des données de santé générées par ces solutions. Cette préoccupation n'a pas ralenti les partenariats entre acteurs du numérique et acteurs « traditionnels » de la santé et cela n'a pas entaché l'engouement autour des objets connectés, au contraire. La structuration de la santé numérique nécessite un accompagnement à la fois juridique et organisationnel. Le déploiement d'une application ou d'une plateforme mobilise plusieurs expertises incluant un professionnel de santé, un ingénieur, un juriste spécialisé sur la protection des données personnelles (DPO ou *data protection officer*) par exemple rappeler l'importance d'un consentement pour un dispositif de télé surveillance)[51]. La mise en relation des entreprises du numérique et des établissements de santé nécessite une organisation complexe pour trouver le fragile équilibre entre la sécurité des patients, l'amélioration des conditions de travail des professionnels de santé et les impératifs réglementaires concourant à la protection des données de ces derniers.

### 1.6. Ouverture : intégrer d'autres expertises pour évaluer les innovations numériques en santé

La santé numérique génère un imaginaire trop puissant auprès des dirigeants, des professionnels et des patients. Seule une évaluation pluridisciplinaire incluant les sciences humaines et sociales (SHS) permettrait de contrebalancer la fétichisation du numérique en santé. Les SHS par le biais de la sociologie, du droit ou encore des sciences de l'information et de la communication ont rapidement commenté l'impératif d'un design éthique en co-conception par exemple avec les patients[52].

51 « La majorité des personnes n'a pas conscience des moyens mis en œuvre pour traiter leurs données, ou comment exercer leurs droits et auprès de qui les exercer aussi, ce qui n'est pas en phase avec les dispositions des articles 13 et 14 du RGPD qui obligent à informer les personnes » (Benayahia, 2022).

52 « On retrouve également des travaux sur les freins à l'adoption des objets connectés qui mettent en évidence un certain nombre de déterminants variant

La diversité des expertises doit s'illustrer en France par une diversité des recrutements aux postes de décideurs et dans le milieu académique. Le numérique fait apparaître des profils hybrides à la fois académiques (publications, participation à des projets de recherche, etc.) et insérés parmi les acteurs de la santé (hôpitaux par exemple). Ces profils ont toute leur place dans le milieu académique et parmi les décideurs publics sur le devenir de la santé numérique et sur l'ouverture des données de santé et de leur réutilisation.

## Bibliographie

Alexandre, O. (2023). *La Tech. Quand la Silicon Valley refait le monde*, Paris, Le Seuil.

Alter, N. (2010). *L'innovation ordinaire*, Paris, PUF.

Arruabarrena, B. (2022). « Objets connectés : penser les enjeux des technologies connectées sous l'angle de la médiation info communicationnelle », *Tic & Société*, 15 (2-3).

Benayahia, N. (2022). « La protection numérique des données de santé », *Journal du droit de la santé et de l'assurance-maladie*, 31(1), 95-96.

Collard, C. & C. Roquilly (2013). « Les risques juridiques et leur cartographie : proposition de méthodologie », *La Revue des Sciences de Gestion*, 263-264(5-6), 45-55.

Do Quang, L. (2023). « Les objets connectés semblent peu fiables pour étudier le sommeil des personnes qui s'en plaignent », *Tic Pharma* ; <https://www.ticpharma.com/story?ID=2450>.

Galluzzo, A. (2023). *Le mythe de l'entrepreneur – se défaire de l'imaginaire de la Silicon Valley*, Paris, La Découverte.

G-NIUS (2020). Un facilitateur de l'innovation en santé numérique. Site de l'Agence du numérique en santé, 6 mai ; <https://esante.gouv.fr/actualites/gnius-un-facilitateur-de-linnovation-en-sante-numerique>.

en fonction de la nature de l'objet (Viot *et al.*, 2021), incluant notamment l'attitude ambivalente des consommateurs à l'égard de ces objets (Ardelet *et al.*, 2017), oscillant entre désir d'objet connecté pour leur fonction utilitaire ou symbolique et crainte liée à leur complexité d'usage (*Ibid.*). » (Arruabarrena, 2022).

HAS (2021). « Classification fonctionnelle, selon leur finalité d'usage, des solutions numériques utilisées dans le cadre de soins médicaux ou paramédicaux », Guide méthodologique.

S.A. (s.d). « Ma santé 2022, un engagement collectif ». Site du ministère de la santé ; <https://solidarites-sante.gouv.fr/systeme-de-sante-et-medico-social/masante2022/>.

Hilaire-Perez, L. (1997). « Transferts technologiques, droit et territoire : le cas franco-anglais du XVIIIe siècle », *Revue d'histoire moderne et contemporaine,* 44(4), 547-579.

Joly, P. B. (2015). « Le régime des promesses technoscientifiques ». In Audétat, M., *Pourquoi tant de promesses*, Paris, Hermann, 31-48.

MacLeod, C. (2006). « Comment devient-on un grand inventeur ? Les voies du succès au Royaume-Uni au XIXe siècle », in M.-S. Corcy *et al.*, *Les archives de l'invention, écrits, objets et images de l'activité inventive*, Paris, Presses universitaires du Midi.

MacLeod, C. (2007). *Heroes of Invention: Technology, Liberalism and British Identity*, 1750-1914, Cambridge Press University.

Quirke, V. M. (2004). « War and change in the pharmaceutical industry : a comparative study of Britain and France in the pharmaceutical industry : a comparative study of Britain and France in the twentieth century » *Entreprise et Histoire*, 36, 64-83.

Rasmussen, A. (2004). « Les enjeux d'une histoire des formes pharmaceutiques : La galénique, l'officine et l'industrie (XIXe-début XXe siècle) », *Entreprises et histoire,* 36(2), 12-28.

Sandré, S. (2024). *Ce que le numérique fait à l'innovation en santé : une comparaison franco-anglaise*, Paris, L'Harmattan.

Velardo, T. (2023). « Compte rendu de Anthony Galluzzo, Le mythe de l'entrepreneur. Défaire l'imaginaire de la Silicon Valley », *Quantitative and Computational Approaches in the Social Studies of Economics*, 13(2), 623-628.

Vergès, C. (2021). « Intelligence artificielle et relation clinique : l'importance de la technocratie dans le nouveau modèle médical », *Droit, Santé et Société*, 64-72

Vitali Rosatti, M. (2024). *Éloge du bug. Être libre à l'époque du numérique*, Paris, Zones.

# 3. ENTRE INNOVATION ET HUMANITÉ : UNE EXPLORATION ETHNOGRAPHIQUE DES PRATIQUES DE SOINS DURANT LA PANDÉMIE DE COVID-19

Philippe Bonneels
PhD Candidate
UCLouvain, IACCHOS, LAAP, CAMG

Résumé intervention : Lors de cet atelier, nous aborderons la question de l'innovation et de la technologie à partir de deux terrains anthropologiques : l'un dans une unité de soins intensifs durant la période COVID-19, et l'autre, également durant cette même période, en soins à domicile. Deux méthodes ethnographiques seront présentées : l'un sous forme de récit écrit et l'autre en anthropologie audiovisuelle. L'objectif de cette séance est d'apporter deux outils méthodologiques, d'en discuter, et de proposer un basculement sur la question de la technologie et de l'innovation, en mettant en lumière l'aspect socioculturel des doutes et des maîtrises.

## 1. Introduction

Dans le contexte des défis sans précédent posés par la pandémie de COVID-19, les pratiques de soins et les interactions entre soignants et patients ont été mises à l'épreuve, soulevant des enjeux socioculturels et technologiques fondamentaux. Cet atelier, centré sur l'exploration des pratiques anthropologiques en santé, s'appuie sur deux terrains ethnographiques : les soins intensifs en milieu hospitalier et les soins à domicile. À travers le film « La journée d'une infirmière à domicile » et un récit ethnographique d'une unité de soins intensifs, nous proposons de plonger dans l'immersion des soignants et de leurs interactions avec les patients, tout en mettant en lumière la complexité des situations rencontrées.

L'objectif méthodologique de cet atelier est de fournir aux participants des outils concrets pour analyser de manière inductive les thèmes émergents dans les situations de soins. À travers une méthode d'analyse thématique, les participants seront invités à souligner les éléments surprenants, révélateurs et contradictoires des récits, tout en favorisant une discussion réfléchie et collective. Ce processus d'exploration vise non seulement à susciter une compréhension approfondie des enjeux liés à la médecine et à la technologie, mais également à encourager une prise de recul sur nos propres préjugés en tant que professionnels de santé, et à adopter une perspective anthropologique enrichissante. Ainsi, cet atelier s'inscrit dans une démarche réflexive, essentielle pour appréhender la relation entre innovation technologique et humanité dans le domaine de la santé.

## Partie 1 : extrait ethnographique :

## 5 h 30, le réveille sonne

*12/12/2019*[53]
*Premier cas officiel de COVID-19 détecté en décembre 2019 à Wuhan, en Chine.*

*04/02/2020*[54]
*Le premier cas positif au coronavirus en Belgique est confirmé. Il s'agit de l'un des neuf Belges rapatriés de Wuhan, un quinquagénaire originaire de Flandre occidentale.*

*15/02/2020*[55]
*Le premier Belge contaminé par le coronavirus quitte l'hôpital Saint-Pierre.*

*01/03/2020*[56]
*Un deuxième cas de contamination par le coronavirus est confirmé en Belgique. À partir de cette date, le nombre de personnes infectées continuera de croître dans le pays.*

*17/03/2020*[57]
*Le Conseil national de sécurité décrète le confinement. La Première ministre Sophie Wilmès annonce, d'un ton grave, la mise sous cloche du pays. Une première depuis la Seconde Guerre mondiale. Les Belges sont soumis au confinement à partir du 18 mars à midi, jusqu'au 5 avril.*

*11/04/2020*[58]
*Dans un communiqué de presse, l'Académie royale de Médecine de Belgique (ARMB) a recommandé le port généralisé du masque en tissu pour la population.*

---

53 <https://www.who.int/fr/news/item/27-04-2020-who-timeline---covid-19>.

54 <https://www.healthcare-executive.be/fr/actualites/1-jaar-corona-een-chronologisch-overzicht.html>.

55 <https://www.rtbf.be/article/le-belge-contamine-par-le-coronavirus-peut-quitter-l-hopital-saint-pierre-10433696>.

56 <https://www.lesoir.be/283710/article/2020-03-01/coronavirus-un-deuxieme-cas-de-contamination-en-belgique>.

57 <https://www.rtc.be/une_annee_avec_la_covid_deja_les_dates_cles_-1508403-999-325.html>.

58 <http://old.armb.be/index.php?id=7596>.

*20/10/2021*[59]
*L'Organisation mondiale de la Santé (OMS) confirme que jusqu'à 180 000 agents de santé ont perdu la vie du fait de la COVID-19*

**04/2020, 5 h 30**

Bip bip bip bip... Le réveil sonne.

Mécaniquement, l'infirmière se lève. Passe à la salle de bain. Un café, une tartine. Elle est fatiguée. Le rythme de travail est éreintant. Hier, elle a fini à 21 h 30. 22 h 30 à la maison. Un bisou aux enfants qui dorment déjà. Elle recommence à 7 h. Elle ne verra pas ses enfants. Son mari, infirmier aussi, en récup[60], s'occupe d'eux. C'est son dernier jour d'une série de cinq. Elle finit par douze heures de travail, de 7 h à 19 h. Puis, trois jours de récup. Ensuite, elle commencera sa série de nuit.

Vite, elle va être en retard. Elle doit être là 15 minutes avant. Sur la route, déserte, la radio n'annonce pas de bonnes nouvelles. Les cas de COVID-19 augmentent. Les hôpitaux sont saturés et les soins intensifs remplis... – Ce qu'ils disent est vrai. On est à genoux. Je ne comprends pas toutes ces personnes dans les parcs[61] ? –

6 h 40

Elle se gare. L'hôpital est déjà en pleine effervescence. Les veilleuses finissent leur nuit. Le jour se lève. Les infirmières de jour passent le badge à la pointeuse. Si elles le passent une minute en retard, on leur enlève 15 minutes de paye – *par*

59 <https://www.who.int/fr/publications/m/item/joint-statement-of-the-international-year-of-health-and-care-workers-steering-committee> ; <https://www.icn.ch/fr/actualites/le-cii-demande-aux-pays-du-g20-de-prendre-des-mesures-pour-empecher-les-infirmieres-et>.

60 Récup : terme faisant référence à la récupération physique après les heures de travail. Peut aussi être utilisé pour signifier une récupération des heures de travail supplémentaires, qui est à différencier des jours de congés annuels.

61 <https://www.rtbf.be/info/belgique/detail_coronavirus-en-belgique-des-parcs-bruxellois-encore-tres-frequentes-la-police-deploie-ses-drones?id=10464050>, 21 mars 2020.

*contre les 15 minutes à l'avance pour se changer, celles-là, elles sont pas payées* – L'infirmière retire son uniforme du jour à l'automate, il fonctionne aujourd'hui. Elle se change au vestiaire qui se trouve au moins quatre, dans les sous-sols de l'hôpital, entre les chaudières, la morgue et les poubelles. Elle prend l'ascenseur de service pour monter au 9e étage. Son service a récemment déménagé : avant cette crise, elle était au 7e, la voilà maintenant dans le service de pédiatrie transformé en soins intensifs COVID-19 pour adulte.

6 h 55

Elle rentre dans le service sécurisé par un badge. Sur la porte, on peut lire : Attention, danger. Elle récupère son masque FFP2. Stérilisé pendant la nuit, – *Il sent la vieille odeur de lave-vaisselle.* – Pas le choix, le matériel est rationné[62]. Elle prend vite un café, s'installe dans la salle principale, trouve une chaise libre.

Un petit bonjour à ceux qu'elle connaît. Elle jette un œil sur le monitoring au centre du bureau. Récupère sa feuille de route, de rapport. Il est sept heures, le rapport commence. Les mines sont fatiguées, voire inquiètes.

**7 h**

*L'infirmière coordinatrice*

L'infirmière coordinatrice de nuit prend la parole et fait le rapport général de l'unité. Il sert à faire la répartition des patients entre infirmières. Plus tard, elle vérifiera les présences, absences, retards, organisera le planning et transmettra des informations générales et spécifiques du service ou de l'hôpital en aparté au coordinateur de jour.

**Chambre 1.** *Louis, 63 ans. ARDS covid. Optiflow (O.F.) 100 % 45 L. Stable.*

62 <https://covid-19.sciensano.be/sites/default/files/Covid19/consensus%20on%20the%20use%20of%20masks_RMG_FR.pdf>.

**Chambre 2.** *Fabrice, 72 ans. ARDS covid. Lunette 1 L. Il sort aujourd'hui, on attend la chambre.*

**Chambre 3.** *Nam, 67 ans. Covid. Pas d'EP. O.F. 50 %. 5L. Drain thoracique. APTT au 12 h.*

**Chambre 4.** *Michèle, 75 ans. Covid. Suspicion EP, DDimers, Ct Négatif. HBPM thérapeutique. ESV. HTA. OF 100% 50L, CPAP +8.*

**Chambre 5.** *Décédé hier soir, chambre ok. On attend un appel des urgences. On fera le transfert de lit au scanner.*

**Chambre 6.** *Joachim, 81 ans. ARDS covid sévère. Septicémie BGN et coque + Pyo dans urine. VAC 30 ml x 20, Peep8, Fio2 60%, 7.53/35/97 Lact. 1.1*

**Chambre 7.** *Ornella, 65 ans. ARDS covid. STEMI subaiguë en inférieur. VS PEEP 10/06 fio2 45%. Stable.*

**Chambre 8.** *Jean-Claude, 81 ans. Covid⁺ NSTEMI, EP ? DDimers +++. Ça va. O.F. 100 % ne veut plus de VNI.*

**Chambre 9.** *Alouette, 73 ans. Covid⁺ Néo mammaire en cours d'investigation. Ça va. OF 50%*

**Chambre 10.** *Geoffrey, 59 ans. 180 kg. Décédé cette nuit. Faut faire la toilette mortuaire. Coccinelle fait. Entrant possible du 309.*

**Chambre 11.** *Archi, 71 ans. Covid. EP ? ? Staph A Multi S. IOT VC 80% 400 × 26. Tension labile.*

**Chambre 12.** *Bil, 69 ans. Pneumopathie covid. Pneumo médiastin. IVS. VAC 320x28 Peep 7 100 % Pplat 30-32. 7.40/63/94. En ventral. Je ne sais pas pourquoi les médecins ne veulent pas arrêter…*

**Chambre 13.** *Ah non, il n'y en a pas. Truc de superstition.*

**Chambre 14.** *Daniel, 52 ans. Covid. Pas d'EP. O.F. 70 %. Retard mental et obésité.*

**Chambre 15.** *NMUSU, 53 ans. Sepsis sur covid. IRA Tavanic J2. Suspicion TBC (quadrithérapie) Méningite ? HIV (pas com-*

*pliant). IVC. Décubitus ventral. VAC 20 × 470 PEEP 1 Fio2 100%. Curarisé le soir. À dialyser. Dexa j1.*

**Chambre 16.** *Léo, 64 ans. ARDS covid sévère. Septicémie. Anémie multifactorielle. J7 ECMO 4.1L/min Balayage 9/min. Fio2 100 %. 7.45/40/55. En ventral depuis 4 h du matin. IVS J5. Propofol/M+/Ketalar/MDZ. Bibpap 25/15/10 40 %. IRA sous CVVH 12e jour, filtre changé hier, retrait 20.*

**Chambre 17.** *Souad, 40 ans. ARDS covid sévère. J/ 2 IOT. ECMO J/2. 3.76lt/min, Balayage 9/min, Fio2 100%, HNF6 3cc/h. Polytransfusée. IVS. Propofol/M+/Ketalar/MDZ. Bipap 20/10/10 < 35 % Fio2. 7.43-41-76. J/2 accouchement. Bébé positif covid. Son mari est venu hier, il a demandé si elle pourrait encore avoir des enfants.*

*Info générale : Les psychologues nous font savoir qu'ils sont disponibles et nous soutiennent. Pour ceux qui ne sont pas sur WhatsApp, une vidéo est disponible[63]. Ils passeront cet après-midi.*

*Voilà, qui veut quoi ? –*

***Témoignage soignante***

*Alors que tu écoutes le rapport de la nuit, les derniers paramètres de chaque patient. Tu dois téléphoner à la famille pour annoncer la nouvelle. Réveiller quelqu'un par un « Bonjour Madame, je téléphone malheureusement pour vous annoncer une mauvaise nouvelle… » Alors tu repousses. Tu repousses parce que tu n'en as ni la force ni l'envie. Parce que tu ne veux pas les réveiller avec un appel comme celui-là, parce que tu veux laisser à ces gens encore quelques heures loin du deuil et de cette souffrance.*

**26/06/2020[64]**

*L'hôpital universitaire bruxellois, également centre de référence pour les maladies infectieuses, a testé 326 membres de son*

63 Voir dossier protégé – Code d'accès sur demande au propriétaire.

64 <https://www.sciencedirect.com/science/article/pii/S0195670120303133> ; <https://www.rtbf.be/info/dossier/epidemie-de-coronavirus/detail_chu-saint-pierre-en-unite-covid-1-membre-du-personnel-sur-8-infecte?id=10530699>.

*personnel, par tests PCR et tests sérologiques. Cette étude d'une durée de 6 mois vient de révéler ses premiers résultats préliminaires : dans les unités liées au covid, un membre du personnel sur 8, soit 12,6 % (41 personnes) s'est avéré positif.*

Pendant le rapport :

Le téléphone sonne ; – *c'est les urgences qui appellent.* – (JT) – *Il faut apporter le lit au scanner. Le patient y est déjà. Il attend.* – (JT) Une des infirmières présente dans la salle de rapport : – *C'est bon, j'y vais. Re-donne-moi comme hier.* – (JT)

***Journal de terrain***

*Des regards s'échangent, des sourires, voilà, il est l'heure, quelqu'un prend la parole, il prend les présences. Ensuite, aidé de la feuille de rapport comportant les informations minimums essentielles, c'est-à-dire identité, pathologie principale, matériel en place (respi, CVVH,...) et remarques, il procède à la transmission générale qui nous permet d'avoir plus ou moins une vue d'ensemble du service. Puis vient le temps de la répartition, chacun choisit plus ou moins le patient qu'il a envie de prendre en charge en fonction de plusieurs critères tels que : s'en est déjà occupé, s'en est déjà trop occupé, est intéressé par la technicité, comporte peu de matériel invasif technique en lien avec le niveau de connaissances individuelle, il est curarisé, ou il y a un contact, la charge de travail, la fatigue, le nombre de jours d'affilés de travail. Autant de facteurs qui entrent en ligne de compte, le regard des autres aussi.*

*3/11/2020*
*Je retourne sur le terrain dans l'unité de soins intensif 509 HSP*

***Les gros titres** du 3/11/2020*
*Rédaction RTBF*[65]
*Des militaires à l'hôpital de Seraing*

65 <https://www.rtbf.be/auvio/detail_des-militaires-a-l-hopital-de-seraing?id=2699004>.

*Marc Bechet*, **La DH**[66]
*Les militaires investissent nos hôpitaux*

*Sarah Moran Garcia*, **7sur7**[67]
*Les militaires envoyés en appui des hôpitaux de la province de Liège*

*Nathan Ramaherison*, **France info**[68]
*La Belgique affiche le taux de contamination au coronavirus le plus élevé au monde, plus de deux fois supérieur à celui de la France. L'armée a été appelée en renfort pour soulager les hôpitaux.*

**8 h à 10 h**

Les opératrices entrent en chambre, équipées de leurs armures. Les aidants courent à droite et à gauche pour répondre à toutes les demandes. La fourmilière est en marche et tels des valseurs, tous se synchronisent pour soutenir le soigné. Les opérateurs s'attellent à suppléer les fonctions biologiques des corps inanimés, inconscients, en manque cruel d'oxygène, dangereusement chargés en dioxyde de carbone impossible à éliminer. Dans la chambre 12, Bill, 69 ans, se bat contre le rapport ventilation perfusion trop faible, pour ne pas dire inexistant. Dans la chambre 15, Nmusu, 53 ans. Chez lui, c'est le désordre acido-basique qui atteint des valeurs critiques, pour ne pas dire létales. Chambre 16, Léo, 64 ans, ici c'est une défaillance multiorgane ou encore un emballement immunitaire, une tornade inflammatoire, voire des troubles disséminés de la coagulation qui mettent sa vie en danger. Chambre 17, Souad, 40 ans, c'est le tout en même temps... En chambre, le combat pour la vie est engagé. À l'hôpital, le combat pour sauvegarder l'humanité en péril est engagé. C'est en tout cas le sentiment des soignants. Autant les opérateurs à l'intérieur des chambres que les aidants courant dans

66 <https://www.dhnet.be/regions/liege/les-militaires-investissent-nos-hopitaux-5fa16a6b7b50a6525bd987ad>.

67 <https://www.7sur7.be/belgique/les-militaires-envoyes-en-appui-des-hopitaux-de-la-province-de-liege~a5d3e5ab/>.

68 <https://www.francetvinfo.fr/sante/maladie/coronavirus/coronavirus-l-armee-enrenfort-en-belgique_4166657.html>.

les couloirs donnent tout ce qu'ils ont, mais ils ne sont pas les seuls. Au même moment, la remise de garde entre médecins s'organise.

***TÉLÉ SAMBRE***[69]

*28/04/2020*

***Le docteur Nicolas Mangbau, urgentiste à l'hôpital de Lobbes, est décédé du COVID-19.***

*– Ce jour, j'apprends le décès d'un ami, collègue médecin urgentiste avec qui j'ai longtemps travaillé, ce n'est pas facile à entendre. –*

*15/04/2020*

*– Les deux premiers jours de ma prise de fonction, je serai aidant.*
*Ensuite, je passerai opérateur.*
*Il faut passer le pas, franchir le sas et rentrer dans la chambre.*
*Je prends conscience de ceci, une grande inspiration et hop !*
*Tout équipé, je me lance. –*

Ce matin, je (Philippe) suis opératrice. Me voilà équipée. J'entre en chambre. J'ai deux patients à ma charge. Chambre 14, Daniel, 52 ans, covid et chambre 7, Ornella, 65 ans, ARDS covid. De plus, j'ai promis de donner un coup de main à une collègue, chambre 15, Nmusu, 53 ans, sepsis sur covid. J'entre en premier Chambre 14, Daniel, 52 ans, covid, et poursuit directement, sans pause, avec la chambre 7, chez Ornella, 65 ans, ARDS covid. Cette patiente a été anesthésiée pour un problème orthopédique avant le confinement et l'arrivée de la covid en Belgique. *– Elle a attrapé la covid-19 durant son hospitalisation et est depuis inconsciente et intubée. Maintenant, elle se réveille. Elle se réveille dans ce contexte de vision de « fin du monde ». Nous tous, habillés en cosmonautes, avec un sas de décompression entre elle et l'extérieur, pas de visite autorisée… Je (Philippe) n'aimerais pas être à sa place. S'endormir avant et se réveiller dans ce contexte doit être particulièrement perturbant, j'imagine. –*

69 <https://www.telesambre.be/coronavirus-le-docteur-nicolas-mangbau-est-decede>.

Je passe la première porte du sas. Dans ma tête, je m'organise et me convaincs que cela va bien se passer.

– *Je suis plutôt organisée, structurée. Il me faut de l'ordre, une chose après l'autre, d'abord une photo de la situation. Waouh, beaucoup de machines... OK, je me calme, concentre-toi, sécurité ? Il y a ce qu'il faut ? Un tour de chambre me permet de voir ce qu'il y a et de me rassurer par l'organisation structurée que je mets mentalement en place.* –

Ensuite, le patient, je me présente, – *Respire-t-il ? Comment respire-t-il ? Il a un tube endotrachéale de combien ? Est-il bien fixé ? Enfoncé à combien ? Le ballonnet est-il bien gonflé ? Quel mode respiratoire pour quel paramètre respi et hémodynamique ? Les alarmes sont-elles correctes ? L'aspiration est-elle opérationnelle ? Utile de suite ? Non ! Je continue. Les paramètres monitoring respi OK. Cardio ok, neuro +/– .* – J'utilise une approche par système pour prioriser mes actes et reviens systématiquement au premier en cas de problème. C'est un drill qui me vient des urgences : dix ans dans ce domaine, ça laisse des traces. Cela étant dit, nous sommes nombreux à utiliser cette technique.

Suivant ma logique, point par point, je continue mon tour du lit. Une étudiante infirmière en spécialisation me rejoint. Elle n'est pas habituée aux soins intensifs, mais maîtrise les soins de base. On débute les soins d'hygiène. Je l'oriente au besoin quant aux priorités, suivant la logique de système. Nous arrivons au moment où il faut changer le tube endotrachéale de côté. C'est-à-dire, le passer d'une commissure à l'autre. De la commissure de la lèvre droite à celle de gauche. On pourrait aussi le fixer au milieu de la bouche. Nous faisons ceci tous les jours afin de réduire le risque d'escarres, provoquées par les points d'appui du tube. Je relève deux risques majeurs à cette technique. Le premier : extuber le patient. Cela pourrait lui être fatal dans le pire des cas ; dans le meilleur, il le supporte bien. La sédation et la curarisation rendent plus probable le pire. Le deuxième risque : l'inhalation de sécrétions. Cela est peu souhaitable dans les conditions actuelles (un échange gazeux inefficace, rapport perfusion-ventilation dangereusement réduit par l'inflammation, l'infection...) et pourrait aussi lui être fatal. Pour réduire ce risque au minimum j'aspire bien, avant. Le risque de désaturation et d'inconfort sont d'autres probabilités présentes. Mais c'est bon, tout semble sous contrôle. Cette technique, je la connais assez bien, elle est facile même si impressionnante.

Je m'exécute avec la plus grande attention. Préalablement, j'ai fait un bolus[70] avec le pousse-seringue de Propofol, le patient est bien sédaté. Il devrait être compliant à cet acte désagréable. – *Un gros tube dur qui bouge dans l'arrière-gorge.* – J'aspire dans le tube, dans la bouche, bien profondément. Je m'applique, pour limiter au maximum les risques. Je sais aussi que son estomac est vide. J'ai effectué le contrôle du résidu gastrique. Mon patient est installé sur le dos, sanglé aux poignets. C'est bon, tout est réuni, j'y vais. – *Je coupe délicatement le fixe-tube, sans couper le ballonnet. Je change de côté, délicatement, vérifie bien ne pas avoir bougé la profondeur du tube, ch24, afin de garantir l'oxygénation des deux poumons. J'écoute avec le stéthoscope. C'est bon. Je refixe le tube solidement. Aspire dans la bouche et dans le tube. Enfin, je vérifie que le ballonnet est libre et bien gonflé.*[71] – Tout semble s'être bien passé, la tension retombe, le patient sort de son inconscience profonde progressivement. Et là... Tout s'accélère...

Le patient se met à avoir des sécrétions débordantes par le tube endotrachéale qui est partiellement obstrué. Son réveil est agité. – *Il lutte contre son tube, s'agite, les paramètres s'affolent.* – Je garde mon calme, self-control, agit avec méthode, – *sort une canule d'aspiration, une yankauer, aspire*

70 Injection intraveineuse rapide d'une quantité choisie d'un médicament. Ici médicament hypnotique sédatif avec une seringue électronique, installée en continu. Quelques millilitres de Propofol.

71 Autrement dit : qu'il protège les voies aériennes des vomissures et autres liquides.

*dans le tube. Revérifie la fixation, le ballonnet. Je décide de faire un bolus de Propofol, mais il ne prend pas vraiment. Cela devrait agir en quelques secondes. Il sécrète, sécrète... ça sort de partout. La saturation diminue. Ça reste acceptable, 85 % au lieu des 95 % de départ. Je fais un bolus d'oxygène pur 100 % Fio2, directement avec le respirateur. Il lutte contre le respi.* –[72] J'aspire. Cela dure bien 20 minutes. Durant ce temps, les techniciens radio sont arrivés. Il faut glisser la planche sous le thorax du patient, le mobiliser, le faire bouger, revérifier que tout est en ordre. La synchronisation organisée préalablement fonctionne, même si la charge de travail est conséquente, on aura les images, c'est parfait. La situation ne s'améliore pas. – *Je me dis de plus en plus que j'ai oublié quelque chose, que je n'aurais pas dû le faire, le doute monte en moi...* – Je décide d'appeler de l'aide. – *Je sonne et demande à parler à une infirmière patentée. On me répond OK et raccroche. Je m'attends à être rappelé. Rien. Je suis impatient. Je rappelle, explique mon urgence. On me passe une personne plus expérimentée qui me dit aller voir le médecin.* – Le médecin arrive le plus vite qu'il peut, une éternité pour moi.

Le médecin me questionne, regarde la radio, vient voir au travers de la fenêtre qui nous sépare. Sas oblige. – *Il prend des risques, franchit la première porte du sas sans tenue. Me demande de vérifier différents paramètres. Je réponds, cherche les réponses, me retourne, il n'est plus là. Je me sens seul à ce moment. Je vois, au travers des deux vitres du sas qui me sépare du couloir, une assistante en train de s'habiller. Cela me soulage un peu.* – Elle rentre, me questionne à nouveau. Je lui relate la situation le plus rapidement, clairement et complètement possible. Elle marmonne, – *On se calme, on se clame, rassemble tes idées et procède méthodiquement.* – On refait une aspiration. On revérifie chaque point ensemble. On lui refait un bolus de *Propofol* et un de *Dormicum*. Double dose de que ce que j'ai déjà fait. Elle me demande aussi d'augmenter

72 C'est-à-dire qu'il ne se laisse pas ventiler.

la dose continue, la doubler pour être exact, 10 ml/min pour une concentration de 1/1 de *Propofol*et 6 ml/min pour une concentration de 1/1 de *Dormicum*[73]. Par contre, on diminue le *ketalar*[74]. Cela provoque peut-être l'agitation et potentiellement aussi les sécrétions. On discute d'alternatives. Changer les conditions du respirateur ? On teste un mode recrutement. C'est-à-dire qu'on augmente les paramètres de pression de fin d'expiration et le temps pendant lequel cette pression est maintenue. On monte la pression positive intra-alvéolaire télé-expiratoire résiduelle, la PEEP. Tout ceci dure une éternité dans ma tête, plus ou moins 30 minutes avant de retrouver un peu de calme. Je suis dans la chambre depuis trois heures. J'étais passé de la chambre de mon premier patient à celle-ci sans pause, plus une heure dans la chambre 14, Daniel, 52 ans, covid. Je suis fatigué, exténué, ma concentration diminue. La situation semblant s'être calmée. Je demande à l'assistante si cela ne la dérange pas que je sorte un petit moment. Elle me confirme rester encore un peu pour voir, mais que je peux sortir. Je m'exécute en vérifiant que tout est OK et en prenant une photo de la situation me permettant de voir le matériel manquant et autres pour m'organiser pour la suite. Je sors – *effectue la procédure de déshabillage mécaniquement. Je suis vide. Je me désinfecte les mains. Enlève la blouse et les gants scotchés sans me contaminer. Je passe la première porte du sas. Referme la porte. Me re-désinfecte les mains. Enlève la visière. Me désinfecte les mains. Enlève la charlotte de fortune, me désinfecte les mains. Enlève l'un des deux masques, me désinfecte les mains.* – Je passe la deuxième porte du sas et me retrouve à l'air libre. Enfin presque, j'ai toujours un masque FFP2 qui sent – *la vieille odeur de lave-vaisselle* – sur le nez. Je jette un coup d'œil par la vitre aux paramètres du patient chambre 14, Daniel, 52 ans, covid. Me dirige vers la cuisine prendre un grand verre d'eau fraîche (figure 59).

73 Médicament d'anesthésie, hypnotique sédatif.

74 Médicament d'anesthésie, curare.

Durant tout ce temps en chambre, – *j'ai fini les soins d'hygiène. Réinstallé le patient. Changé la literie. Vérifié et ajusté le gavage. Administré les médicaments par la sonde. Fait la réfection du pansement de la sonde nasogastrique. Découvert et traité un début d'escarre nasale. Apporté les soins nécessaires aux plaies. Fait un prélèvement sanguin. Effectué des prélèvements spécifiques pour l'étude COVID-19 en cours. Prélevé plusieurs gazométries…* –.

**Partie 2 : Films anthropologiques**

Le film « La journée d'une infirmière à domicile » a fait l'objet d'un article dans le mensuel *Agora, le journal de l'infirmier(e) belge*. Le numéro de décembre 2020 met en avant la qualité immersive du film de 20 minutes : « Une vie décrite sans effets spectaculaires, traitée et filmée avec les proches et les patients et où l'ambition est de placer le spectateur en immersion dans la réalité des relations vécues lors des soins à domicile ».

- https://sites.uclouvain.be/laap-anthropologie-prospective/un-film-remarque/

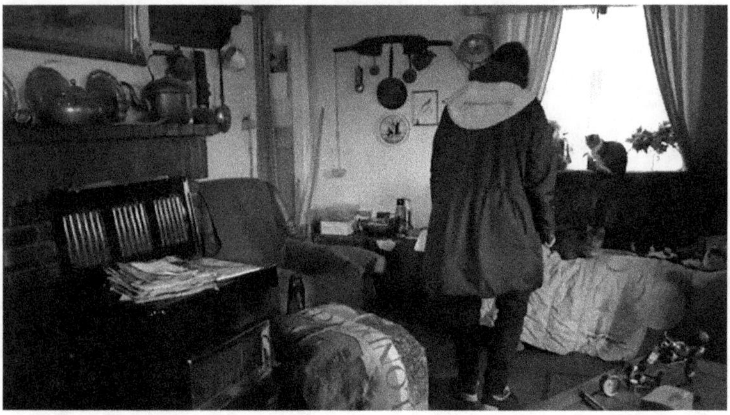

# Partie 3

# Regard anthropologique sur la pratique de la médecine

L'anthropologie, en tant que discipline centrée sur l'étude des pratiques humaines et de leurs significations, apporte un éclairage précieux sur la médecine et les soins dans des contextes variés. Au-delà de la simple application des techniques médicales, la pratique de la médecine est imbriquée dans un réseau complexe de significations culturelles, de croyances et de dynamiques sociales. Ce chapitre se propose d'explorer ces facettes en examinant comment les pratiques médicales sont perçues et vécues par les acteurs de la santé, qu'ils soient médecins, patients ou proches.

Les contributions de ce chapitre permettent de mettre en lumière les différentes dimensions sociales de la médecine. La pratique de la médecine n'est donc pas un acte isolé, mais plutôt un phénomène social dynamique, façonné par des interactions humaines et des systèmes de valeurs. En mobilisant des concepts clés de l'anthropologie, ce chapitre souligne l'importance d'une approche réflexive dans la relation soignant-soigné, où la compréhension des contextes culturels et sociaux devient essentielle pour améliorer la qualité des soins.

Ces différentes perspectives proposent un panorama riche et nuancé de la pratique médicale, qui témoigne de l'interdépendance entre culture, identité et santé. Ce voyage à travers l'anthropologie de la médecine nous amène à repenser les méthodes de soin et à envisager des pratiques plus inclusives et adaptées aux réalités vécues par les patients. Cette réflexion invite à réexaminer notre compréhension de la médecine à une époque où le dialogue entre sciences médicales et sciences humaines est plus pertinent que jamais.

# 1. ETHNOGRAPHIER LE MONDE SOCIAL DE LA MÉDECINE GÉNÉRALE

Aline Sarradon-Eck
Anthropologue de la santé, chercheure associée au SESSTIM – UMR1252 – Université Aix-Marseille/Inserm/IRD

Le monde social, notion conceptualisée par la sociologie interactionniste, renvoie à un ensemble de discours, de pratiques, d'organisations particulières d'un réseau d'acteurs collaborant autour d'une activité spécifique (Strauss, 1992). Dans le monde social de la médecine générale, ce réseau comprend les médecins généralistes, les professionnels de la santé et du social avec lesquels ils collaborent, les institutions (administratives et syndicales) qui régulent les activités, et bien sûr les personnes auxquelles les généralistes délivrent des soins et conseils. Dans la limite de ce texte et en me basant sur mes travaux de terrain sur ce monde social, je me restreins à examiner, dans la première partie, comment réaliser une ethnographie des pratiques de médecins généralistes, et ce qu'elle apporte dans la compréhension des logiques culturelles et sociales (valeurs, normes implicites, idéaux professionnels, représentations, codes qui se transmettent lors des différentes phases de la socialisation professionnelle) qui les sous-tendent. La seconde partie est consacrée aux patients et invite le lecteur à considérer les représentations profanes de la maladie, ainsi que leur rôle dans les interactions médecins-patients et les négociations au cœur de la relation médecin-malade.

# 1. Ethnographier les pratiques

## 1.1. La production des données

En suivant Jean-Pierre Olivier de Sardan (2008 : 46-76) qui a détaillé six grandes formes de production des données, l'enquête ethnographique peut combiner des investigations suivantes : l'insertion (ou observation participante), l'observation, l'entretien, les procédés de recension, le recueil de sources écrites et de données audiovisuelles. Qu'elles sont ces sources de données dans une ethnographie des pratiques en médecine générale ?

### 1.1.1. L'observation

Lorsqu'elle est participante, le chercheur s'insère dans le milieu dans lequel il conduit ses investigations. Dans le cadre d'une ethnographie des pratiques de médecine générale, le chercheur pourrait être un patient ou un praticien observant ses propres consultations[75]. L'intérêt de toute observation participante est de pouvoir se fondre dans le groupe, d'interférer le moins possible dans ce que l'on observe et d'accéder à davantage d'activités du groupe social observé[76].

Au cours d'une observation participante ou d'une observation non participante de séquences sociales, le chercheur pourra observer les consultations, les visites à domicile ou en maison de retraite, les interactions entre les patients dans les salles d'attente, les conversations informelles entre les médecins notamment pendant les temps de pause qui sont souvent

75 Démarche que j'ai mise en œuvre lors de l'enquête de terrain de mon doctorat en anthropologie (Eck-Sarradon, 2001). L'anthropologue et médecin généraliste britannique Cecil Helman a également procédé à une observation de ses propres consultations (Helman, 1978), de même que Arthur Kleinman, anthropologue et psychiatre américain (Kleinman, 1980).

76 Pour des exemples d'observation *participante* du système de soin biomédical en sociologie et en anthropologie de la santé, voir : Estroff (1998); Vega (2000); Peneff (2005).

l'occasion pour les professionnels d'échanger (avis, émotions) sur certaines situations de patients, ou de parler plus librement de leurs conditions de travail, mais également les formations (initiales ou continues) et les réunions professionnelles.

Qu'elle soit participante ou non, l'observation permet d'étudier les règles de la vie sociale, les manières d'agir ou de penser qui ne sont pas formulées, et notamment celles ont une dimension symbolique forte, ou celles qui sont ordinaires et trop évidentes pour pouvoir être explicitées (Schwartz, 1993), telles que la manière dont un médecin va saluer son patient, va se laver les mains, la façon d'encaisser les honoraires, etc. La comparaison entre les comportements et pratiques des différentes personnes observées permet de relever les occurrences et les différences dans ces gestes en apparence banaux et répétitifs, et de saisir leurs significations afin de mieux cerner les représentations que le généraliste se fait de son rôle. Par exemple[77], dans une médecine libérale conventionnée où domine la rémunération à l'acte, et alors que le tiers payant était encore restreint, le comportement des médecins lors du paiement de la consultation, corrélé à leurs discours lors des entretiens, a permis de relever deux catégories de médecins : 1) ceux qui étaient ambivalents à l'égard du gain financier qu'ils tiraient de leurs revenus, et qui étaient partagés entre d'une part, une logique professionnelle libérale favorisant le développement des clientèles avec comme corollaire un enrichissement personnel, et d'autre part une éthique du désintéressement et de la modération (Batifoulier & Ventelou, 2003) ; 2) ceux assumaient le paiement à l'acte direct et revendiquaient le lien entre les revenus immédiats qu'ils tiraient de leur pratique et la reconnaissance du travail effectué, rejoignant les arguments d'une partie de la profession pour le maintien de la rémunération à l'acte et pour une

77 L'enquête ethnographique à laquelle je me réfère ici a été conduite en France de 2002 à 2004. Pour une description de sa méthodologie, et pour une description plus fine de ces exemples, voir (Sarradon-Eck, 2010).

revalorisation tarifaire des actes médicaux devant accompagner la reconnaissance sociale de la médecine générale (Hassenteufel, 2010).

Le lavage des mains dévoile également dans la diversité de son exécution d'autres représentations et valeurs professionnelles. Dans nos observations, les médecins oscillaient entre autoprotection et allo-protection. À l'instar de ce que l'on a pu observer à l'hôpital, les médecins, semblent difficilement concevoir qu'ils puissent eux-mêmes être malades, ou même vecteurs d'une contamination (Carricaburu *et al.*, 2008) et s'autorisent des transgressions des règles en matière d'hygiène préventive (Tarantini, 2020). Ce geste est porteur d'une dimension symbolique de la représentation du métier de soignant, selon laquelle la fonction soignante confère à ceux qui l'exerce une protection contre la maladie et les agents infectieux (Amiel, 2005 ; Carricaburu *et al.*, 2008). Cette dimension symbolique explique en partie les réticences des médecins libéraux à adopter les gestes barrières, notamment le port du masque, lors des épidémies saisonnières et dans les tous premiers jours de la pandémie de Covid-19[78] avant qu'ils soient conscients des risques de contamination pour eux-mêmes et du risque de devenir de possibles vecteurs de transmission de l'épidémie.

Outre les gestes, on peut observer l'agencement des espaces et comment les individus s'y déplacent, les comportements, les rythmes de travail. On écoute les interactions entre les individus, les mots utilisés pour caractériser des actes ou des individus, les différents « bruits » qui ponctuent l'activité (les cris et les pleurs, les jouets d'enfants, la sonnerie du téléphone), etc.

L'observation montre que l'agencement des espaces est une forme de « mise en scène de la vie quotidienne » pro-

78 Le témoignage public d'un porte-parole des généralistes contaminé au contact d'un patient début mars 2020 alors qu'il ne portait pas de masque (il dit s'être équipé lorsque le malade a commencé à tousser) est emblématique de la non-intégration de ce geste barrière en routine.

fessionnelle du médecin généraliste, et plus particulièrement de la présentation de soi (Goffman, 1973). D'une part, l'aménagement du cabinet et le port d'habits civils, permettent de se démarquer de l'hôpital et cadrent une forme de relation médecin-malade constitutive de l'identité professionnelle du généraliste. La pièce de consultation est un des constituants de la « façade sociale » du généraliste qui établit et fixe le rôle du médecin. L'appareillage symbolique qui compose ce décor permet de décoder les différentes tâches du métier de généraliste et les perceptions du médecin sur son rôle : l'expert et le médecin de famille[79]. Les livres, l'inévitable et imposant « fauteuil président », la table-bureau généralement assez large pour recevoir tous les outils (en dehors des instruments) dont le médecin a besoin lors de la consultation, et plus rarement des planches d'anatomie ou leur équivalent, composent « l'appareillage symbolique » (Goffman, 1973) de l'expert, détenteur du savoir et infaillible. La configuration, avec séparation de l'espace de l'examen clinique et de l'espace du dialogue, était rationalisée par les médecins : respect de l'intimité des personnes examinées lorsqu'elles sont accompagnées, asepsie de certains gestes, disposition pragmatique des instruments médicaux. Cette configuration est aussi une mise en ordre de l'espace de la rencontre clinique permettant de souligner l'importance de la fonction d'écoute de la pratique, en plus de celle de technicien et d'expert. L'affichage d'attributs personnels inscrit l'espace du bureau dans la sphère privée, voire intime, dans laquelle le patient est accueilli et invité à se confier de manière réciproque. Les confidences que le médecin reçoit, la connaissance intime de la vie des patients au point de « faire partie de la famille » caractérisant, de leur point de vue, le rôle de « médecin de famille » qui ne se contente pas d'échanges strictement professionnels avec ses patients. L'aménagement de l'espace pour les jeunes

79 Les deux pôles de l'exercice médical étant l'expertise et la sollicitude (Dodier, 1993).

enfants ou des brochures d'information et des exemplaires de dispositifs intra-utérins posés sur le bureau sont des marqueurs du territoire professionnel (au sens des compétences en pédiatrie ou en gynécologie) du généraliste, et donnent une visibilité à une éventuelle spécialisation informelle, *i.e.* une spécialisation de l'activité professionnelle sur un sous-groupe de la clientèle (Giami, 2010).

#### 1.1.2. L'entretien

Il permet de recueillir des données de type biographique sur la carrière des médecins, mais également leurs opinions, attitudes, représentations et valeurs cardinales autour du sujet de recherche. Cependant, la confrontation entre les discours et l'observation des pratiques est nécessaire pour mesurer la distance entre l'idéal professionnel (ce que dit l'informateur lors d'un entretien) et la réalité, les faits ou au contraire la conformité à cet idéal. Par exemple, l'idéal relationnel largement partagé par les médecins rencontrés, fondé sur une proximité privilégiée avec les patients, leur permettait de se différencier positivement des autres spécialités médicales et d'une médecine hospitalière hyperspécialisée et anonyme, sur le registre de la plus grande humanité en mettant en avant leur connaissance approfondie du patient, l'aspect « global » de la prise en charge, et la relation humaine avec le patient. Mais alors que les généralistes aspiraient, dans leurs discours, à développer la dimension relationnelle des soins, qu'ils valorisaient l'approche biopsychosociale, et bien qu'ils s'inscrivaient dans le modèle traditionnel de la « disponibilité permanente » à l'égard des patients (Lapeyre & Feuvre, 2005)[80], les observations ont montré leurs difficultés à accompagner certains patients qui seront catégorisés négativement par le médecin, et on a observé dans leurs pratiques des

80 Modèle dont les nouvelles générations de médecins se sont affranchies afin de se laisser plus de temps pour leurs familles et leurs loisirs (Schweyer, 2010).

résistances à nouer des relations (mise à distance, stratégies d'évitement, délégations des soins) avec ces patients[81].

### 1.1.3. Les autres sources de données

Les processus de recension sont des dispositifs construits par le chercheur pour recueillir des données systématiques et quantitatives telles que, par exemple, le nombre (et la durée) d'appels téléphoniques reçus au cours d'une consultation, le temps passé à accomplir des tâches administratives, celui consacrer à l'examen physique du patient, les relevés d'activité du médecin produits par les caisses de sécurité sociale, etc. On peut aussi fait l'inventaire de la sacoche des médecins.

Parmi les sources écrites, les dossiers médicaux, les courriers échangés entre professionnels, peuvent également constituer un corpus données intéressantes selon la question de recherche. Dans un autre registre, les revues professionnelles, les sites internet professionnels avec leurs forums souvent très fournis en commentaires, les blogs des médecins, voire les nombreux ouvrages (fictions ou témoignages) écrits par les médecins constituent un corpus de données discursives. Les publicités sur les médicaments ou dispositifs médicaux que l'on trouve dans ces journaux sont aussi riches en informations sur les représentations sociales du médicament.

Les données audiovisuelles, telles que les interviews télévisées de médecins (sur les chaînes classiques ou numériques), sont de plus en plus nombreuses aujourd'hui. On pense notamment à la période de la crise sanitaire récente au cours de laquelle les médecins, y compris les généralistes, ont été très largement sollicités.

81 Sur l'une de ces catégories de patients (les personnes souffrant de symptômes médicalement inexpliqués) que les généralistes peinent à accompagner, voir Sarradon-Eck *et al.*, 2020).

## 1.2. Enjeux méthodologiques et éthiques

Lorsque l'on ethnographie le groupe social auquel on appartient, le principal enjeu est de parvenir à mettre à distance son objet d'étude, c'est-à-dire faire abstraction de ses propres préjugés, positions intellectuelles et références culturelles pour parvenir à comprendre les raisons ou les motivations des comportements observés et pour les expliquer par les logiques propres au groupe social étudié. Cette posture de décentrement du regard demande une certaine habilité et un entraînement qui ne peuvent être appris dans les manuels, mais sur le terrain. C'est par exemple la multiplicité des enquêtés et la comparaison entre eux[82] qui permet de déceler les différences et les points communs dans leurs comportements que l'on pourra relier à des logiques socio-culturelles et non à des logiques individuelles relatives à la psychologie de l'individu.

Un autre enjeu méthodologique, et également éthique lorsque l'enquête se situe dans le champ de la santé, est, pour le chercheur, de ne pas perturber la situation qu'il observe. La présence prolongée et discrète de l'observateur est le facteur principal qui réduit les perturbations induites par sa présence : on s'habitue à lui. Lorsque l'enquêteur observe des consultations médicales, le médecin observé tendra à moins contrôler ses comportements au fil des jours, surtout si son activité est soutenue. En revanche, l'attitude des patients qui ne verraient l'enquêteur qu'une seule fois, pourrait davantage être modifiée par cette présence. Des changements de comportements des patients nous ont ainsi été signalés par les généralistes, certains plaisantant plus que d'habitude. Plusieurs ont voulu nous montrer leur bonne relation avec leur médecin traitant, ou au contraire certaines difficultés de compréhension

82 La comparaison sera d'autant plus féconde que l'échantillon des médecins observés est diversifié en termes de genre, d'âge, de lieux d'exercice, de types de clientèle, d'organisation du travail, etc. Ainsi Sophia Rosman (2010) a comparé les pratiques de prescriptions de généralistes français et néerlandais.

générale entre patients et médecins. De même, les moments où le médecin « oublie » l'ethnologue signalent une forte tension cognitive ou des affects. Plusieurs médecins nous ont dit avoir été plus rigoureux, plus méthodiques dans leurs consultations du fait de notre présence et de notre regard sur leur pratique. Ils ont aussi, pour certains, utilisé de manière plus systématique des outils de surveillance médicale amplifiant alors leur rôle de contrôle et d'encadrement des comportements du patient. Dans leur réaction à la présence du chercheur, ils ont ainsi accentué certains traits afin de « garder la face », de montrer un comportement conforme à leur idéal professionnel et aux bonnes pratiques. Ainsi, loin d'être un biais, la présence physique de l'observateur n'est pas un obstacle épistémologique qu'il conviendrait de neutraliser, mais au contraire une source féconde de connaissances à exploiter (Devreux, 1980).

L'éthique de la recherche en santé, y compris pour les sciences sociales, est aujourd'hui régulée par les comités d'éthiques. Si l'éthique de la recherche médicale et celle des sciences sociales se rejoignent sur les grands principes, plusieurs points sont néanmoins soumis à une interprétation qui varie selon les contextes et conditions de la recherche (voir à ce sujet le numéro 17 d'ethnographiques.org, 2008). Les dilemmes éthiques sur le terrain sont nombreux notamment au cours de l'observation, qu'elle soit participante ou non, et demandent une réflexivité constante du chercheur afin d'analyser les discours et les relations qui se nouent dans ces lieux clos et intimes que sont les relations de soins, au risque de leur désacralisation (Sarradon-Eck, 2008).

## 2. Approche anthropologique de la relation médecin-malade

Diverses approches théoriques et techniques d'enquête ont été mobilisées depuis près d'un siècle par les sciences sociales pour analyser la relation médecin-malade. L'approche que je détaille ici s'inspire d'une anthropologie interprétative visant à interpréter les discours des patients sur l'étiologie profane de la maladie. L'annonce d'une maladie suscite toujours, et partout à travers le monde, la même interrogation : « pourquoi moi, pourquoi maintenant ? » (Good, 1998). Comment interpréter cette recherche de sens et que nous apporte-t-elle dans la compréhension des rapports que l'individu entretient avec les autres, avec la société et le monde dans lequel il vit ?

## 2.1. Les modèles explicatifs de la maladie

Les modèles explicatifs de la maladie (MEM) sont conçus par des individus pour donner un sens à l'apparition d'une maladie. Le MEM est un système cognitif d'appréhension de la maladie permettant à la personne d'en expliquer la cause, le moment de sa survenue, sa physiopathologie, son évolution, et le traitement qui lui convient (Kleinman, 1980). Le MEM permet une mise en ordre des événements (la maladie étant un désordre dans la vie de l'individu) par l'interprétation qui en est donnée, par les ponts symboliques que l'individu pose entre les différents évènements de sa vie et sa sphère sociale. S'il y a autant de MEM que d'individus et d'épisodes de maladie, ceux-ci sont ancrés néanmoins dans des représentations sociales et des théories étiologiques populaires. L'anthropologue et psychiatre américain Arthur Kleinman a montré la fonction clinique d'un décryptage du MEM du malade par le médecin (Kleinman, 1980) pour délivrer des soins empathiques, éthiques et efficaces. Il a élaboré à ce propos un guide de questionnement rapide pour permettre au médecin de saisir le MEM de chaque patient.

Guide de questionnement rapide de A. Kleinman (d'après Massé, 1995)

1. Quel est votre problème ? Quel nom lui donner vous ?
2. Quelles sont les causes de votre problème d'après vous ?

3. Pour quelles raisons votre problème a-t-il débuté à ce moment précis ?
4. Que vous fait votre maladie ? Quelles en sont les manifestations ?
5. Votre maladie est-elle grave ? Croyez-vous qu'elle va durer longtemps ?
6. Que craignez-vous le plus de cette maladie ?
7. Quels sont les problèmes les plus importants que vous crée cette maladie ?
8. Quels sont les traitements que vous attendez et les résultats que vous attendez de ces traitements ?

Kleinman décrit l'interaction médecin-malade comme une transaction – au sens d'un échange de savoir – entre le modèle explicatif du patient et celui du médecin afin de parvenir à un accord sur le sens des symptômes (et, en conséquence, sur le traitement), dans une perspective qui n'est pas celle d'une asymétrie de rôle ou de pouvoir, mais qui est celle d'une interface culturelle entre le médecin et le malade, d'une rencontre entre deux savoirs.

Les modèles explicatifs partagés sont des schémas cognitifs qui représentent la compréhension partagée de la maladie par cette population[83]. Ils sont ancrés dans une culture donnée.

## 2.2. Les réseaux sémantiques

Outre sa fonction de production d'explication et de sens, le MEM est aussi un langage et un outil de communication (Kleinman, 1980) car il possède une intrigue qui se structure en fonction du moment de la vie du narrateur, mais aussi en fonction du contexte de l'énonciation. Ces récits sont composés d'unités de significations qui peuvent être des émotions (peurs, détresse...), des évènements critiques (deuils,

83 Pour une description de ces modèles explicatifs de la maladie dans la société française contemporaine, voir (Sarradon-Eck, 2002).

chômage, divorce...), des expériences thérapeutiques, des réactions de l'entourage, etc. Elles sont associées les unes aux autres par des relations de causalités, ainsi que par les logiques métaphoriques, analogiques, chronologiques ou symboliques. L'ensemble organisé par le chercheur, à partir du récit que les malades font de leur maladie, de ces associations d'unités de significations forme des réseaux de significations ou réseaux sémantiques (*semantic networks*) (Good, 1998). Cette configuration de significations lie les symboles clefs d'une culture à la fois aux valeurs de la société à laquelle appartient l'individu et aux sensations physiques, psychiques, émotionnelles ressenties par l'individu au cours d'un épisode donné de maladie. Les réseaux de significations individuels sont donc façonnés par la culture du groupe d'appartenance (par exemple par les représentations de l'étiologie des maladies) et sont alors aussi un langage dans lequel l'individu peut communiquer aux autres membres du groupe l'expérience de sa maladie.

Dans ces récits, l'anthropologue cherchera à mettre au jour les « noyaux (ou nœuds) symboliques », des causes-symboles (par exemple : « l'hérédité », le « stress », la « pollution », les « nerfs ») qui recouvrent plusieurs sens selon le contexte et l'expérience des personnes. Ces causes-symboles ont différentes significations qui permettent d'entrevoir les usages – implicites ou explicites – de la mise en récit de la causalité selon le contexte d'énonciation. En effet, la façon de dire la maladie et ses causes, nous informe sur l'univers social du locuteur (ses relations familiales, amicales, professionnelles) et sur la nature du lien qui l'unit au réseau social dans lequel il s'insère.

## 2.3. Quelques fonctions et usages de l'attribution causale dans la relation médecin-malade

### 2.3.1. Exculpation

Le langage sur le corps (la physiopathologie profane) et sur la maladie (MEM et réseaux sémantiques) est un langage de l'exculpation, *i.e.* un processus de retrait de sa responsabilité dans la genèse de la maladie (Sindzingre, 1984). L'exculpation intervient lorsque la maladie est perçue comme une forme de sanction sociale de la rupture d'interdits médicaux ou sociaux. Le champ de la faute est toujours celui de la déviance sociale dont la nature varie en fonction des époques et des normes sociales. L'exculpation est un processus qui peut prendre plusieurs formes : sélection d'une cause exogène dans l'éventail des représentations sociales de la maladie ; sélection d'une étiologie socialement acceptable (hérédité, pollution, surcharge de travail) ; construction d'un MEM individuel de type persécutif ou du *fatum* ; usage de stratégies narratives d'évitement de la mise en cause du malade telles que la justification d'une conduite contraire aux règles sociales et/ou médicales. L'exculpation est une forme résistance de l'individu à l'idéologie de la responsabilité individuelle dans le maintien de la santé portée par la santé publique. Dès lors, il n'est pas surprenant que la recherche d'une causalité par les malades prenne la forme de ce que Andras Zempléni (1985) a appelé une « démarche judiciaire inversée » dans laquelle la recherche étiologique profane est un transfert de responsabilité du malade sur une cause qui n'incrimine pas son comportement.

### 2.3.2. La présentation de soi

L'interprétation de la maladie formulée en direction du médecin peut à l'instar de toute conversation être une manière de parler de soi en mettant en avant certaines composantes de sa personnalité ou de sa vie. Ainsi l'activité – professionnelle ou domestique – soutenue est souvent présentée comme la cause de la maladie dans les discours des malades. Qu'il y ait ou non une mise en cause de la société dans cette attribution causale, elle s'accompagne parfois d'une recherche d'une reconnaissance et de valorisation de l'individu. En effet, la capacité à travailler beaucoup est une valeur importante dans la société française. L'excès de travail valorise les individus qui évoquent cette explication. Attribut culturel ou de classe sociale, il est aussi le signe pour les professions indépendantes d'une réussite professionnelle. Le citer comme la cause de ses symptômes au cours de l'entretien clinique, c'est aussi faire état de cette réussite, d'autant plus que l'interlocuteur (le médecin) occupe une place élevée sur le plan du prestige social.

Au travers de la causalité « stress », les personnes évoquent leurs responsabilités professionnelles importantes à des postes très divers comme la cause de leurs symptômes. Certains mettent en avant leur investissement dans la vie sociale et culturelle locale. Pour d'autres, les femmes exclusivement, ce seront le travail domestique et le dévouement à sa famille qui sont soulignés dans l'explication des symptômes ou de la maladie. L'aveu de surmenage met en exergue les qualités de la personne : bonté, don de soi, écoute des autres, disponibilité, hospitalité.

D'autres personnes reconnaissent à l'excès de travail un caractère pathogène. Le travail est aussi celui qui use. La maladie, qui dans les représentations populaires peut venir d'une usure de l'organisme, est la preuve du labeur accompli par le malade au cours de sa vie. Cause socialement acceptable, la maladie qui est provoquée par l'excès de travail (professionnel ou domestique) est une « sorte d'inconduite socialement admise dans les sociétés où prévaut une idéologie construite sur la réussite à travers le travail » (Cathébras, 1991 : 86).

### 2.3.3. Renforcement symbolique des liens sociaux

Les discours sur la maladie et sur ses causes participent aussi à la construction de l'identité de celui qui les énonce. Par exemple, le discours des malades qui inscrivent leur symptôme dans une histoire familiale est un processus identitaire. En effet, l'explication héréditaire est aussi un discours sur soi. Elle permet de dire qui on est, mais aussi ce que l'on n'est pas. En effet, elle est souvent proposée par le malade à la place d'une explication qui mettrait en évidence un comportement déviant par rapport à la norme médicale (consommation d'alcool ou de tabac par exemple) parce que l'étiologie héréditaire est socialement acceptable.

De plus, l'étiologie héréditaire permet d'évoquer un patrimoine familial, un héritage plus ou moins heureux. L'hérédité réelle ou supposée d'une maladie est une « marque de fabrique », un signe de naissance et d'appartenance à une famille, au même titre que les signes de ressemblance physiques ou comportementaux. Elle est le trait qui relie les générations, d'autant plus si les liens familiaux sont distendus. La ressemblance dans la maladie inscrit l'individu dans une lignée familiale, elle l'aide à définir son identité en retrouvant la trace de sa filiation. Il s'agit d'un lien symbolique fort parce que l'hérédité à un caractère irrémédiable et immuable, la maladie héréditaire étant perçue comme une maladie contre laquelle on ne peut rien parce qu'elle est inscrite en soi et non modifiable par l'environnement qu'il soit physique, affectif ou médical. L'inscription de l'individu « dans la pathohistoire de sa famille ou de son groupe (est) un des moyens les plus puissants de la constitution même de son lien de filiation et de son identité », par la « référence que l'individu fait aux maladies de ses ascendants, voire l'expérience de ces mémoriaux pathologiques, somatiques, ou psychologiques » (Zempléni, 1992 : 21).

### 2.3.4. Un discours politique de dénonciation

Certaines causes-symboles ont une dimension politique de dénonciation de la société ou de rapports conflictuels au social : la pollution (air, eau, aliments, bruits), est une cause récurrente mettant en cause le « mode de vie moderne » ; le « changement d'heure », cause très fréquemment citée par les malades dans les semaines qui suivent chaque passage à l'heure d'été ou à l'heure d'hiver, est le support de récriminations fréquentes contre le gouvernement, le système scolaire et, dans la population des agriculteurs, contre la Politique Agricole Commune et l'exécutif de la Communauté Européenne ; le « stress » et la pression sociale subie est une forme de dénonciation de la conflictualité et des processus de domination dans le monde du travail (surcharge, horaires de travail, harcèlement moral, relations conflictuelles) et dans les relations familiales (relations conflictuelles, rapports de domination et de soumission, promiscuité due au partage de l'habitat entre les générations, etc.) ; dénonciation de la biomédecine et de l'autorité médicale.

## 3. Conclusion

L'incompréhension des professionnels de santé envers les conduites des malades encore trop souvent qualifiées d'irrationnelles souligne l'impérieuse nécessité de montrer les logiques sous-jacentes à ces conduites, des logiques certes sociales, mais aussi culturelles. En analysant le « point de vue » du patient, les représentations culturelles de la maladie (savoirs populaires, réseaux sémantiques, MEM), ses valeurs et ses propres logiques, l'anthropologie participe à une démarche éthique dans les soins, respectueuse de l'autonomie du patient et qui s'assure que toute l'information nécessaire lui a été donnée pour qu'il puisse choisir de suivre ou non les prescriptions médicales. L'utilité sociale de l'anthropologie réside aussi dans l'étude – descriptive et compréhensive – des valeurs, des représentations et des idéaux professionnels en permettant de porter un autre regard sur la relation médecin malade et sur ses enjeux qui participe à rééquilibrer les rapports sociaux entre malades et professionnels.

## Bibliographie


Amiel, C. (2005). « On sait qu'il n'y a pas de "vrais" risques ». Discours et pratiques de soignants autour des infections nosocomiales. *Sciences sociales et santé*, 32(3), 37-58.

Batifoulier, P. & B. Ventelou (2003). « L'érosion de la "part gratuite" en médecine libérale. Discours économique et prophéties auto-réalisatrices », *Revue du MAUSS*, 21(1), 313-329.

Carricaburu, D., Lhuilier, D. & V. Merle (2008). « Quand soigner rend malade. Des soignants face au risque infectieux à l'hôpital », *Santé Publique*, 20(hs), 57-67.

Cathébras, P. (1991). « Du "burn out" au "syndrome des yuppies". Deux avatars modernes de la fatigue », *Sciences sociales et santé*, 9(3), 65-94.

Desclaux, A. & A. Sarradon-Eck (2008). « L'éthique en anthropologie de la santé : conflits, pratiques, valeur heuristique », *Ethnographiques.org*, 17 ; <https://www.ethnographiques.org/2008/numero-17>, consulté le 3 février 2025.

Devreux, G. (1980). *De l'angoisse à la méthode dans les sciences du comportement*, Aubier.

Dodier, N. (1993). *L'expertise médicale. Essai de sociologie du jugement*, Métaillé.

Eck-Sarradon, A. (2001). *S'expliquer la maladie. Une ethnologie de l'interprétation de la maladie en situation de soins*, Éditions du Septentrion.

Estroff, S. (1998). *Le labyrinthe de la folie. Ethnographie de la psychiatrie en milieu ouvert et de la réinsertion*, Les Empêcheurs de penser en rond.

Giami, A. (2010). « La spécialisation informelle des médecins généralistes : L'abord de la sexualité », in G. Bloy & F.-X. Schweyer,

*Singuliers généralistes. Sociologie de la médecine générale*, EHESP, 147-167, .

Goffman, E. (1973). *La mise en scène de la vie quotidienne. (1 – La présentation de soi)*, Éditions de Minuit.

Good, B. (1998). *Comment faire de l'anthropologie médicale ? Médecine, rationalité et vécu,* Les Empêcheurs de penser en rond.

Hassenteufel, P. (2010). « La difficile affirmation d'un syndicalisme spécifique aux généralistes », in G. Bloy & F.-X. Schweyer, *Singuliers généralistes. Sociologie de la médecine générale*, EHESP, 403-418.

Helman, C.G. (1978). « Feed a cold, starve a fever » – Folk models of infection in an english suburban community, and their relation to medical treatment, *Culture, Medecine and Psychiatry*, 2, 107-137.

Kleinman, A. (1980). *Patients and Healers in the context of culture*, University of California Press.

Lapeyre, N. & N.L. Feuvre (2005). « Féminisation du corps médical et dynamiques professionnelles dans le champ de la santé », *Revue française des affaires sociales*, 1, 59-81.

Massé, R. (1995). *Culture et santé publique*, Gaetan Morin éditeur.

Olivier de Sardan, J.-P. (2008). *La rigueur du qualitatif. Les contraintes empiriques de l'interprétation socio-anthropologique*, Academia.

Peneff, J. (2005). *L'Hôpital en urgence*, Métailié.

Rosman, S. (2010). « Les pratiques de prescription des médecins généralistes. Une étude sociologique comparative entre la France et les Pays-Bas », in G. Bloy & F.-X. Schweyer, *Singuliers généralistes. Sociologie de la médecine générale*, EHESP, 117-131.

Sarradon-Eck, A. (2010). « Voyage en médecine de campagne : Le cabinet médical sous le regard de l'ethnologue », in G. Bloy & F.-X. Schweyer, *Singuliers généralistes. Sociologie de la médecine générale*, EHESP, 99-115.

Sarradon-Eck, A. (2008). « Médecin et anthropologue, médecin contre anthropologue. Dilemmes éthiques pour ethnographes en situation clinique », *Ethnographiques.org.* ; <https://www.ethnographiques.org/2008/Sarradon-Eck>, consulté le 3 février 2025.

Sarradon-Eck, A. (2002). « Les représentations populaires de la maladie et de ses causes », *La Revue du Praticien Médecine Générale*, 16(566), 358-363.

Sarradon-Eck, A., Dias M. & R. Pouchain (2020). « Ces patients “particuliers”. Comment les jeunes médecins (de)médicalisent les symptômes médicalement inexpliqués ? », *Sciences sociales et santé*, 38(1), 5-30.

Schwartz, O. (1993). « L’empirisme irréductible », in N. Anderson, *Le Hobo, Sociologie du sans-abri*, Nathan, 265-308.

Schweyer, F.-X. (2010). « Ni artisan, ni salarié. Conditions et enjeux de l’installation en médecine générale libérale », in G. Bloy & F.-X. Schweyer, *Singuliers généralistes. Sociologie de la médecine générale*, EHESP, 379-402.

Sindzingre, N. (1984). « La nécessité du sens : L’explication de l’infortune chez les Senufo », in M. Augé & C. Herzlich, *Le sens du mal*, Éditions des archives contemporaines, 93-122.

Strauss, A. L. (1992). *La trame de la négociation. Sociologie qualitative et interactionnisme*, L’Harmattan.

Tarantini, C. (2020). « Un audit “en pratiques” », *SociologieS*; <https://doi.org/10.4000/sociologies.13611>, consulté le 3 février 2025.

Vega, A. (2000). *Une ethnologue à l’hôpital. Ambiguïté du quotidien infirmier*, Éditions des archives contemporaines.

Zempléni, A. (1992). « L’anthropologie médicale peut-elle s’appliquer ? », in *Où en est l’anthropologie médicale appliquée ?*, AMADES, 16-34.

Zempléni, A. (1985). « La “maladie” et ses “causes” », *L’Ethnographie*, 96-97, 13-44.

# 2. ÊTRE MALADE ET SUJET : ETHNOGRAPHIES DU (DIS)CRÉDIT EN RÉGIME CONJONCTIF

Simon LEMAIRE
Docteur en sciences sociales et politiques (sociologie) (UNamur ; Centre Max Weber) : chercheur et coordinateur du Réseau nomade

## 1. Introduction

Lors de l'inauguration du certificat universitaire au cœur de cette publication collective, la rectrice de l'Université Catholique de Louvain, médecin, a motivé le rapprochement entre anthropologie et médecine comme une manière de « rétablir la symétrie entre soignant et soigné », une invitation aux professionnel·le·s de la santé à « savoir s'effacer derrière la vérité » de la personne soignée. Dans le cadre de cet axe cherchant à présenter ce que l'on peut observer d'une pratique médicale à partir d'un regard anthropologique, je propose d'adresser ces notions de symétrisation et de vérité de la personne soignée depuis la perspective du (dis)crédit et de son traitement dans la relation médicale.

Plus spécifiquement, c'est en sociologue mobilisant une méthode ethnographique s'intéressant aux interactions dans le cadre de mouvements de personnes concernées par des problématiques de santé que je me positionne. Ma posture n'est donc pas explicitement celle d'un anthropologue, bien que le contexte anthropologique[84] est un élément crucial de mon

84 Contexte anthropologique se réfère ici à une définition de l'être humain sous son régime d'expérience (Genard, 2013), plutôt qu'à une pratique scientifique.

analyse, et que cette dernière repose sur la description ethnographique de pratiques associatives liées à des questions de santé, plus spécifiquement, la maladie d'Alzheimer. Mon terrain n'est donc pas directement celui de l'institution médicale, mais plutôt celui d'espaces souhaitant développer des modalités interactionnelles se détachant des rapports classiques associés aux pratiques médicales[85]. Pour rapprocher plus explicitement mes travaux de la pratique de la médecine, il me faudra toutefois introduire deux articles ethnographiques, quant à eux bien inscrits dans des situations de consultation médicale.

Ces trois perspectives (mon terrain et les deux articles) seront rapprochées microsociologiquement de la question du (dis)crédit associée à la personne soignée, en illustrant les pratiques interactionnelles déployées en consultation médicale et dans le cadre d'associations de patient·e·s cherchant à défendre la reconnaissance de savoirs spécifiques liées aux expériences de vie avec une condition pathologique. Sans plus attendre, attelons-nous à décrire le paysage anthropologique qui constituera l'horizon conceptuel des questions déployées dans les pages à venir. Il permettra d'illustrer les efforts réalisés pour « conjonctivement » (Genard, 2013) maintenir les individus souffrant en tant que patient·e·s et sujets.

## 2. Boussole anthropologique : de la disjonction à la conjonction capacitaire

Commençons par dresser le tableau anthropologique qui nous intéresse à partir de l'analyse d'un important sociologue belge du nom de Jean-Louis Genard. Ses travaux posthumes

85 Mes observations portent sur cinq années dans un collectif belge de patient·e·s jeunes (le groupe des Battant·e·s), un séjour en Angleterre de trois mois visant à rencontrer des partenaires du projet DEEP (Dementia Engagement and Empowerment Project) et trois entrevues avec un groupe français (les Ambassadeurs de Rennes).

ont récemment été actualisés en un ouvrage accessible intitulé « Pouvoir et ne pas pouvoir », co-écrit avec Fabrizio Cantelli (2024), et un ouvrage plus dense, intitulé « l'humain en jeu, de la sociologie de l'anthropologie à l'anthropologie de la sociologie » (2024). Il y décrit le contexte anthropologique contemporain comme *conjonctif*, et *dispositonnel* (Genard, 2013), traversé par une conception de l'être humain basée sur la potentialité, malgré l'expérience de situations (partiellement) incapacitantes. Il est plus simple de procéder par opposition pour saisir ce que ce constat renferme comme originalités permettant de questionner la pratique médicale. De fait, à ce contexte conjonctif, fruit d'une transition anthropologique entamée depuis le XIXe siècle jusqu'au la seconde moitié du XXIe siècle, s'oppose une anthropologie qu'il qualifie de *disjonctive*. En régime disjonctif, certaines catégories d'individus sont considérées comme capables, raisonnables, autonomes, agentes et d'autres, passives, passionnées, hétéronomes, incapables : des catégories telles que « les fous », « les femmes », ou « les classes laborieuses », d'après Jean-Louis Genard (2024). Le sociologue postule qu'une lente évolution a bouleversé cette disjonction entre catégories (in) capables, pour plutôt générer un *continuum anthropologique* allant de l'incapacité à la capacité (ou du fait de « ne pas pouvoir » à « pouvoir »), les individus disposant d'un potentiel de capacités à priori infinis et toujours activables (voir maximisables). L'opposition entre des catégories « capables » et « incapables » est remplacée par un continuum allant de l'un à l'autre, sur lequel se retrouve tout individu. Cette analyse permet d'expliquer l'apparition de termes plus dynamiques que statiques, et moins liés* à une incapacité de statut qu'à une expérience d'incapacités : développement du pouvoir d'agir, rétablissement, être en situation de, voire, dans notre cas, neuro-évolutivité. Cette évolution n'empêche pas qu'il soit possible tout de même de se situer en dehors de ce prisme, un domaine de l'incapacité sans appel à l'activation que le sociologue nomme l'extremum.

Malgré que je n'ai ni la place pour développer plus en détail les analyses de Jean-Louis Genard, ni le temps d'en adresser les potentielles limites et forces, introduire son œuvre permet toutefois de planter le décor anthropologique dans lequel vont s'insérer les considérations empiriques au cœur de cet article. Par ailleurs, si un travail plus ambitieux est nécessaire pour épuiser l'étude des rapports entre anthropologie conjonctive et pratiques médicales, cet article n'aspire qu'à aborder une infime partie de la pertinence de cette entreprise. En santé par exemple, la modification des boussoles anthropologiques décrites ci-dessus a comme implication d'autoriser la reconnaissance de capacités auprès de publics souffrants, autrefois potentiellement disqualifiés, les « exclus du disjonctifs » (Cantelli, Genard, 2024). Sans plus attendre, empruntons certaines des pistes analytiques autorisées par la mise en évidence de ce contexte.

## 3. Discrédit et médecine : du patient discréditable au patient discrédité

Dans un premier temps, étudions comment cette conjonctivité, étudiée sous le prisme du (dis)crédit se joue, se négocie, ou se perd, dans le cadre de consultations médicales. Pour le faire, nous allons mobiliser deux articles ethnographiques : l'un écrit par François Romijn au sujet de consultations en médecine générale, l'autre par Baptiste Brossard, se centrant sur des consultations « mémoire » dans le cas de la maladie d'Alzheimer[86]. Avant de synthétiser les apprentissages de ces deux productions scientifiques, il nous faut brièvement spécifier leurs échelles analytiques en présentant la sociologie goffmanienne et les analyses micropolitiques s'en influençant.

86 Pour plus de détails, aller voir la thèse de François Romijn intitulée « S'exposer en inquiétude. Le sujet fait et défait avec les médiations nouvelles sur sa santé » défendue en 2018 ; Je renvoie également à l'ouvrage « Oublier des choses : ce que vivent les maladies d'Alzheimer » publié par Baptiste Brossard en 2017.

Goffman est célèbre pour son étude des règles de l'interaction. Il étudie les situations, les moments de co-présence d'acteur·ice·s ayant conscience de cette co-présence, pour souligner une série de modalités de fonctionnement permettant de faire société en situation. La non maîtrise de ces règles a des conséquences pour les personnes responsables de manquements interactionnels, échouant à faire société dans un langage social commun, et jetant le discrédit sur leur personne, la situation dans laquelle elle est engagée, et les personnes co-présentes, que son geste ne permet pas de respecter en tant qu'agents sociaux. Une philosophe comme Alice Le Goff rapproche l'analyse goffmanienne des théories de la reconnaissance de Axel Honneth[87] (Le Goff, 2013) et invite à considérer à l'échelle microsociologique comment nos interactions les plus anodines véhiculent des enjeux de reconnaissance, et inversement, de mépris, basés sur « les compétences sociales relatives à l'interaction » (*ibid.* : 389). Lorsqu'une personne est prise au sérieux, créditée, elle partage le même cadre d'activité, ou autrement dit, l'activité a le même sens pour l'ensemble des interactants :

> “ Nous définissons donc la crédibilité comme le fait, pour un individu, d'être cru par ses interlocuteurs, et ainsi de partager le même cadre primaire (tel que défini par Goffman), c'est-à-dire que l'interaction a globalement le même sens pour tous (Brossard, 2013, p. 2). ”

Ce sont ces enjeux que nous souhaitons aborder en traitant de crédit et de discrédit, dans un contexte anthropologique conjonctif.

Revenons maintenant aux situations médicales qui nous intéressent, en abordant dans un premier temps ce que François Romijn révèle des compétences interactionnelles du patient dans le cadre de consultations médicales (2016 ; 2018 ;

87 Honneth, A. (2000). *La lutte pour la reconnaissance.*

2020). De fait, il ne s'inscrit dans la continuité des approches canoniques au sujet de la relation patient-médecin (Sarradon-Eck, 2010) de leurs rôles, pouvoirs et savoirs respectifs, que pour les considérer en arrière-plan réflexif de sa perspective pragmatique, attentive à la situation de consultation, et moins aux postures sociales des protagonistes. En étudiant comment se comportent médecins et patient·e·s au fil de la consultation et au regard de l'exposition de l'inquiétude du patient ou de la patiente face à sa situation médicale, il prend en filature une série de repositionnements du patient quant à sa posture de *sujet* (en opposition avec celle d'objet médical, passive). François Romijn qualifie de *louvoiements* les déplacements vers et depuis la figure de sujet du patient en consultation médicale. Cette figure est étudiée comme une composition en situation, évoluant sur le continuum identifié par Jean-Louis Genard, et marqué par des phases de « décrochements » (Romijn, 2018 in Romijn, 2020). Ce qui retient l'attention du sociologue, c'est ce que met en place la personne pour rester un sujet agissant face à un ensemble de données objectivantes, médicales, et les manières qu'il aura d'aborder parfois l'air de rien une série d'inquiétudes.

Il identifie plusieurs mécanismes au cours des différentes séquences de la consultation médicale en fonction : Lors de l'annonce du diagnostic, évoquer au médecin un cas similaire qui n'est pas directement le sien ou intervenir sur le ton de l'humour pour minorer sa proposition permet au patient de plus discrètement s'inviter sur le terrain médical ; lors de l'énonciation des symptômes, il importe de ne se montrer ni trop, ni trop peu engagé dans l'enquête du diagnostic, ou dans l'inquiétude que celle-ci lui fait ressentir, par exemple en surjouant une attitude calme et maîtrisée face à la maladie (*ibid.*). L'enjeu de cet équilibre interactionnel est de rester crédible en tant que patient, ou autrement dit, de se présenter sous un jour capacitaire, tout en jouant de son incapacité, dans une interaction marquée pour le patient par le sceau de l'asymétrie capacitaire (et ce, sans froisser le médecin sur le terrain de ses compétences). Le contraire impliquerait d'être potentiellement catégorisé de « patient anxieux », trop inquiet de sa situation, et ainsi courir le risque d'être objectivé, psychologiquement dans ce cas-ci, et être discrédité en tant que sujet, et moins pris au sérieux dans ce qui est communiqué lors de la consultation.

Retenons des travaux de François Romijn tout cet exercice d'équilibre mis en place par le patient pour continuer à être crédible en tant que tel, un équilibre reposant sur la balance entre les registres conjonctifs.

Baptiste Brossard s'intéresse quant à lui à des situations associées à une condition médicale plus précise : la maladie d'Alzheimer (2013 ; 2017 ; 2023). Il étudie la maladie en question pour son traitement interactionnel et la considère à ce niveau en tant que processus discréditant :

> “ La démence comme processus de discrédit : voici le versant quotidien d'un monde social structurellement constitué par l'absence relative de théorie, d'acteurs, de mouvements, d'institutions, de rituels permettant de produire d'autres possibilités (Brossard, 2017 : 121). ”

Ses analyses ethnographiques en Établissement d'Hébergement pour Personnes Âgées Dépendantes (EHPAD) illustrent comment malgré l'institutionnalisation de pratiques déférentielles (censées exprimées le crédit accordé aux individus), les personnes vivant avec la maladie d'Alzheimer, se retrouvent déconsidérées en tant que sujets : pratiques infantilisantes, reconstitution passéiste de l'individu (2017), sont autant d'exemples d'altération de l'ordre de l'interaction autour des personnes atteintes de la maladie d'Alzheimer (2023). Mais davantage, en s'inscrivant dans l'étude du diagnostic comme production sociale dans un article de 2013 se basant sur l'observation de consultations médicales « mémoire », il étudie lui aussi les stratégies mises en place par les personnes *soupçonnées* d'avoir la maladie d'Alzheimer pour être prises au sérieux en tant que sujets. Il montre que malgré ces stratégies, l'interaction se concentre davantage sur l'accompagnant et le médecin que sur la personne au cœur de la consultation médicale, dont tout comportement n'est perçu que comme symptômes, et donc, pour utiliser le vocabulaire de François Romijn, comme donnée objectivante. Le discours du patient peut donc être perçu comme véhiculant des informations pertinentes, ou lui-même être symptôme médical. Or Baptiste Brossard conclut dans cet article que les mécanismes utilisés par les patients pour être pris au sérieux, sont précisément souvent perçus comme étant discréditant par les médecins.

Il présente plusieurs cas aux circonstances différentes au cours desquels, à un moment de la consultation, la crédibilité de l'interactant se perd. Le médecin finit alors par s'adresser à une personne tierce, et à ne plus considérer ce qui est apporté par la personne (et ce, parfois, malgré les résultats encourageants des tests cognitifs). Toutes les tentatives de reprise à ce sujet, soulignées par François Romijn, sont alors associées à des catégories médicalisées : user de l'humour devient de la désinhibition, être trop peu affecté par sa situation médicale devient de l'anosognosie, ou du déni (Hermant & Soldhju, 2015).

Ce discrédit disqualifie la perspective exprimée par l'interactant, souvent versé irrémédiablement dans le cas de la maladie d'Alzheimer, dans le pôle négatif du continuum anthropologique identifié par Genard. Ce faisant, la relation médicale objectifie la personne et modifie la situation de manière imperceptible pour la personne concernée : la situation devient recueil de symptômes et non recueil de réalités (Brossard, 2013), plusieurs récits sont alors *perdus* et non pris au sérieux dans l'interaction (*ibid.*) :

> “Lorsque le comportement du patient n’est pas considéré comme crédible, le contenu du discours est compris comme un symptôme : délire, divagation, altération de la réalité liée au trouble. Les interlocuteurs ne partagent plus le même cadre, car si le patient parle de ses troubles, pour le médecin ses propos témoignent de ses troubles (Brossard, 2013, p. 2).”

Ces deux articles, sommairement synthétisés ici, mettent en lumière la relation de pouvoir qui se joue lors des interactions médicales, et sa négociation. Ils permettent d’illustrer les stratégies mises en place par les personnes vulnérables pour défendre leur posture dans un régime conjonctif. En mettant en évidence ce travail périlleux déployé par les patient·e·s en consultation, on peut plus aisément associer des enjeux micropolitiques à ces interactions particulières, des relations reliant un ou une professionnel.le donnant ou ne donnant pas de crédit à des sujets pris au sérieux ou non dans leurs capacités à exprimer leurs situations de vulnérabilités.

La posture « ethnographique » d’observation des relations médicales consultatives nous renseigne d’ores et déjà sur ces enjeux parfois passés sous silence lors de l’apprentissage de la pratique médicale, comme en témoignent les souhaits de la rectrice de l’UCLouvain lors du discours inaugural du certificat universitaire à l’origine de cette publication. Dans la suite de cet article et à partir des mêmes méthodes d’enquête, nous proposons l’analyse d’un environnement alternatif, au cœur de lieux cherchant à développer la parole des personnes atteintes de la maladie d’Alzheimer, en mettant en place des pratiques reposant sur le « pari du sens » (Rigaux, 1995, 1998) que permet une conception différente de la maladie d’Alzheimer.

## 4. Mise en musique d'une citoyenneté situationnelle : maladie d'Alzheimer et anthropologie conjonctive

À l'opposé (ou en conséquence) du discrédit associé à la posture de patient relaté dans les articles susmentionnés, on observe l'expansion de mouvements associatifs citoyens émergeant des personnes directement concernées par une maladie. Ces associations de patient·e·s adoptent des formes et des modes d'actions variés, mais toutes reposent sur la valorisation de l'expérience du ou de la patient·e en tant que vecteur de connaissances (Rabeharisoa, Akrich, Méadel, 2013). À l'échelle de cet article, il convient donc d'insister sur le « crédit » donné aux expériences « profanes » de la vulnérabilité, illustrant par ailleurs plutôt bien le contexte conjonctif mis en lumière Jean-Louis Genard. Ma recherche doctorale est ancrée dans ce contexte associatif dans le cas de la maladie d'Alzheimer, et interroge comment se négocient ces nouveaux rapports entre crédit et discrédit épistémique et interactionnel. Autrement dit, elle questionne ethnographiquement le travail de conciliation de l'anthropologie dispositionnelle sous-jacente à l'expansion participative – basée sur la possibilité de réactivation de capacités par les individus – avec une malade neuro-évolutive (*ibid.*, 2013), affectant inexorablement ces capacités.

Plus précisément, je m'appuie sur une ethnographie du politique (Cefaï, Berger, & Gayet-Viaud, 2011) au sein de groupes de paroles d'associations de patient·e·s et proches cherchant à développer une *Dementia Voice*, un activisme lié à la prise en considération des personnes directement concernées par la maladie d'Alzheimer. L'étude ethnographique des rencontres associatives de groupes *dementia friendly* révèle une mécanique interactionnelle distincte de ce que décrivent François Romijn et Baptiste Brossard : elle identifie la mise en musique d'une citoyenneté situationnelle aspirant à asseoir la participation des membres à la cognition partagée de la situation.

Mon analyse suggère que le premier fragment citoyen observé, au sens de son apparition temporelle et de son importance, est la fondation situationnelle nécessaire, mais non suffisante à tout effet politique. Souvent minimisé, le maintien de la situation et de la participation à cette dernière est loin d'être un détail dans le cas d'un public neuro-évolutif, et renferme des enjeux de prise au sérieux des interactants, comme l'illustrent les articles précédemment résumés ainsi que les travaux d'Erving Goffman. De fait, Erving Goffman a eu comme préoccupation de déceler les règles faisant tenir nos interactions en mettant la focale sur la vulnérabilité des interactant·e·s face à ces dernières. Mon terrain illustre un renversement intéressant : c'est en collectivisant les responsabilités interactionnelles, en « jouant » de Goffman, que l'engagement dans la situation est agencé par l'assemblée.

La recherche présente pourtant de nombreux épisodes au sein desquels les interactant·e·s pourraient être décrit·e·s comme *défectueux*[88] par Goffman. M'interrompre pour me traiter de chou de Bruxelles lorsque je me présente en tant que bruxellois à une assemblée anglaise, ou couper brusquement la conversation pour annoncer que c'est le rallye de Spa alors qu'un intervenant est occupé à partager avec émotions ses difficultés avec la maladie, voilà qui manquerait à plusieurs règles interactionnelles. Ne pas réussir à s'exprimer lorsque l'on nous invite à le faire dans un espace de parole, que cela soit techniquement ou en répondant à côté des attentes communicationnelles, indique également des difficultés à épouser harmonieusement le jeu social mutuel pour les personnes atteintes de la maladie d'Alzheimer. Loin de discréditer les sujets rencontrant ces difficultés, les assemblées

88 Terme qu'il utilise dans sa thèse, en anglais (faulty) traduisible en défectueux, volontairement provocateur d'après Winkin, qui sera d'après lui également remplacé par la notion de stigmate (Winkin in Dargère & Héas, 2016).

observées mettent en musique les situations ou interventions socialement dissonantes, soit par une aide à la production d'interventions ou à l'engagement, soit par une attention à la réception des interventions maladroites des personnes présentes. Cet effort, non toujours rencontré, cherche à garantir la cohabitation d'une relation cognitive partagée par les différent·e·s participant·e·s, en jouant (improvisant) à partir des structures communicationnelles implicites dégagées théoriquement par Goffman.

En proposant aux personnes en difficultés communicationnelles des marchepieds sémiotiques, en élargissant le spectre des signes à considérer comment signifiant quelque chose pour l'activité en cours, et en évitant de faire primer une interprétation disqualifiante sur les interventions maladroites de certaines des personnes présentes, l'assemblée cherche à aménager un espace communicationnel habitable pour les personnes neuro-évolutives (Breviglieri, 2006), pouvant alors signifier et exprimer autre chose que la maladie ou ses conséquences. Ces groupes cherchent à se muer en « environnement capacitant » l'expression des personnes concernées par la maladie d'Alzheimer. Par environnement capacitant, je fais référence à un lieu qui aspire à :

> “Restaurer aux plus vulnérables la capacité d'être et d'agir qu'un environnement incapacitant ne leur concéderait que trop partiellement (...). Cette approche environnementale suggère donc de s'intéresser aux dispositifs dans lesquels peuvent être mises en valeur les capacités individuelles (Fernagu Oudet, 2013), en passant "de la situation de handicap à la situation capacitante" (Vidal-Gomel *et al.*, 2012) (Valet & Meziani, 2017 : 59-60).”

Faisant le lien avec l'approche relationnelle des capacités de Paul Ricoeur, Valet et Meziani théorisent dans le cadre du handicap la nécessité de considérer les environnements capacitants sur deux axes : l'un technique, l'autre normatif. La mise en musique décrite dans mes travaux illustre l'axe normatif déployé pour prendre au sérieux les personnes concernées par la maladie d'Alzheimer.

Détaillons cela par quelques exemples concrets. Il est souvent mentionné dans ces lieux que les questions abstraites sont trop complexes, comme le remarque Baptiste[89] (personne atteinte) quand on lui pose une question : « C'est trop difficile... c'est difficile... ». Il semble tenter d'intervenir pour expliquer ce qui est trop dur dans les questions que pose Solène (facilitatrice des échanges). Elle essaye de traduire : « sans être dans la situation c'est difficile de décrire » ? Cela fait mouche auprès de Judith et Baptiste qui s'écrient « oui », l'air soulagés. Pour contrer cette difficulté, l'assemblée utilisera souvent des éléments concrets d'attention, présents pour illustrer les sujets, comme elle rappellera fréquemment les topiques abordés et le sens de l'activité en cours. En pratiques, les assemblées essayent de minimiser les « présupposés communicationnels »[90] et agencent l'espace communicationnel pour qu'il permette à toutes et tous d'y participer. De la même manière, le « mettre en musique » s'apparente parfois à la capacité collective à suivre un changement de conversation initié par une personne vivant avec la maladie d'Alzheimer sans marqueurs temporels clairs.

Par exemple, à Wigan, dans le groupe « Summat to Say », lors d'un moment de réunion relativement dissipé à la suite d'une série de blagues des participant·e·s, un intervenant lève une carte « I want to speak »[91]. J'attire mon attention vers la réception très ordonnée de ce signal. Tous les participant·e·s dirigent leurs regards vers la personne levant la carte et la parole lui est rapidement allouée. La personne à qui l'on accorde la parole initie alors un commentaire au sujet d'un livre traitant

89 Tous les noms sont pseudonymisés.

90 Cité par Goffman, Chafe propose de comprendre le présupposé par rapport à : « ce qu'il est permis de supposer que les participants ont à ce moment à la conscience (...) » (Goffman, 1981 : 218).

91 Un outil pour assurer la communication dans ces lieux.

de l'histoire vraie d'un tour du monde réalisé par un couple de septante-deux ans. Personnellement, je ne comprends pas trop le rapport de cette intervention avec la conversation précédente, mais la facilitatrice des échanges intervient immédiatement : « yeah it's an age not a stage » faisant référence à une discussion menée il y a une quinzaine de minutes et relançant le débat pour quelques instants. Si j'éprouve des difficultés à interpréter cette intervention, un nouveau rebondissement m'attend déjà. En effet, quasi instantanément, le plus jeune membre de l'assemblée, assis à ma droite, interrompt la réunion en pointant quelque chose du doigt : « I want a ... one ... a sign... », sans crier gare. L'assemblée fait silence et dirige son attention sur lui, s'octroyant un peu de temps pour comprendre le sens de cette intervention, sans gêne apparente. Le doigt de la personne est pointé vers un sticker « dementia buddies ». Une aidante lui demande alors : « For people to know? » Michael répond directement : « Yeah », ce qui permet à l'aidante d'enchaîner « Well yeah it's a good idea Michael, Danny here has one of them as well » dit-elle en se retournant vers le collectif et en incluant ledit Danny du regard. En conséquence les participant-e-s échangeront à ce sujet, dans plusieurs cercles de discussions distincts. Concrètement, le tempo conversationnel de la personne atteinte est suivi, son intervention indicielle est prise en considération (il pointe un objet qui se situe dans son environnement direct), le tout sans réel lien avec la conversation en cours. Toutefois, point de disqualification, point de discrédit de ces écarts aux normes communicationnelles idéales. On constate plutôt une volonté d'entendre et de suivre la personne concernée, quitte à modifier le cadre conversationnel en cours. Rapidement, son propos est validé, puis harmonisé avec l'expérience d'un autre membre du groupe, lui aussi invité à la conversation qui prend alors une autre tournure, dont le socle premier est l'intervention de Michael (« I want one »). Les expériences personnelles au sujet de ces dispositifs *dementia buddies* sont ensuite collectivisées à partir de la non-disqualification, puis de la valorisation du propos de Michael.

Ces exemples illustrent tout un agencement reposant sur le crédit des personnes atteintes de la maladie qui sont prises au sérieux et dont les modalités communicationnelles sont suivies plutôt que considérées comme des symptômes de leur maladie, discréditant leurs qualités de sujet.

## 5. Conclusion et discussion : micropolitique interactionnelle et environnement capacitant

Que nous apprend cette incursion ethnographique en régime conjonctif ? Elle illustre comment les scènes de la consultation médicale peuvent être perçues comme des espaces fragilisant la qualité de sujet des patient·e·s, en renvoyant leurs comportements dans le registre explicatif de la maladie et objectivant ainsi leur subjectivité. L'attention aux modalités communicationnelles des espaces alternatifs illustre quant à elle ce qu'il est nécessaire de collectivement mettre en place pour permettre à des personnes vulnérables de se maintenir en tant que sujet lors des situations de rassemblements.

La différence entre ces espaces réside dans le fait que dans les sphères associatives, la qualité de sujet des membres du groupe est un prédicat de base que cherche à tout prix à défendre les personnes, et ce, peu importe les manquements interactionnels qui sont collectivement harmonisés, au détriment d'interprétations purement médicales, potentiellement disqualifiantes. Inversement, dans les espaces médicaux décrits au sein des articles rapportés, on observe ethnographiquement les stratégies mises en place par la patientèle pour asseoir son statut de sujet crédible, avec ou sans succès.

Ces analyses n'ont pas pour enjeux de suggérer qu'en l'état, toute pratique médicale est déshumanisante. L'importance du relationnel illustrée dans les analyses ethnographiques des espaces médicaux d'Aline Sarradon-Eck invite d'ailleurs à écarter cette interprétation erronément simpliste. Difficile également de reprocher aux espaces de consultations médicales de considérer les individus pour leurs symptômes médicaux et pathologies.

L'étude des micropolitiques interactionnelles en régime conjonctif révèle toutefois un équilibre lié à des rapports créditants ou discréditants entre les individus et leurs environnements (capacitants ou non). En considérant les situations de consultations médicales et les espaces participatifs des associations de patients comme des parts de l'environnement de personnes vulnérabilisées par une situation médicale, on peut comprendre l'importance pour les personnes s'y présentant d'être traitées en sujet ou non. Être reconnues comme malades et sujets revient alors à être mis à contribution et reconnu comme agent compétent dans ce que Natalie Rigaux nomme le système d'agentivité complexe (Rigaux, 2022 : 101), le réseau se développant autour d'un individu vulnérable pour lui garantir une forme d'agentivité et dans le cas de la médecine générale, pour résoudre le trouble qu'il rencontre. En suivant cette épistémologie pragmatiste, la médecine générale s'apparente à « une démarche pratique dans laquelle les problèmes sont vécus et éprouvés par les acteurs et où les connaissances sont des outils » (Motte, Aiguier, Van Pee, Cobbaut, 2020 : 49). Créditer les personnes en tant que sujet dans les situations de consultations médicales revient alors concrètement à les considérer comme les partenaires légitimes d'une enquête pour laquelle, bien qu'initiée par leurs propres soins, ils et elles ne se reconnaissent que très partiellement outillé·e·s.

Reconnaître par l'analyse ethnographique l'importance de la dimension micropolitique au cœur des interactions médicale nous rapproche du souhait exprimé par la rectrice de l'UCLouvain, en préférant toutefois l'expression de réciprocité asymétrique défendue par Iris Marion Young à celle de symétrisation. De fait, l'enjeu des traitements interactionnels décrits dans ce texte n'est pas d'égaliser les rapports et de reconnaître à toutes et tous des compétences similaires dans la résolution des problématiques médicales. Davantage, il s'agit de réaffirmer et défendre une commune humanité « pensée à partir du référentiel conjonctif » (Genard, 2015) dans le cadre de publics définis par leur expérience de la vulnérabilité[92], et ainsi leur octroyer la possibilité d'être partiellement acteurs et actrices de l'enquête qu'ils et elles mènent avec le médecin généraliste à propos de leur propre vie.

## Bibliographie


Akrich, M., Méadel, C. & V. Rabeharisoa (2013). *Se mobiliser pour la santé. Des associations témoignent*, Paris, Presses des Mines.

Berger, M., Cefaï, D., Gayet-Viaud, C. & et P. Lang (s.d.). « Du civil au politique Ethnographies du vivre-ensemble ».

Berger, M. & et F. Romijn (2016). « Participer ou presque », *Questions de communication*, 30, 91-118.

Breviglieri, M. (2006). « Penser l'habiter, estimer l'habitabilité. *Tracés », Bulletin technique de la Suisse romande*, 23, 9.

Brossard, B. (2023). « La maladie d'Alzheimer comme altération de l'ordre des interactions », *La sociologie face à la maladie d'Alzheimer*, 195.

Brossard, B. (2013). « Jouer sa crédibilité en consultation mémoire », *Sociologie*, 1(4).

Brossard, B. & P. Marylin (2017). *Oublier des choses*, Paris, Alma.

Cantelli, F. & J.-L. Genard (2024). *Pouvoir et ne pas pouvoir. Discussions politiques et anthropologiques*, Le Comptoir des Presses d'Universités.

Genard, J.-L. (2024). *L'humain en jeu: de la sociologie de l'anthropologie à l'anthropologie de la sociologie*, Presses de l'Université Laval.


92 Si l'article présente ici uniquement le cas de la maladie d'Alzheimer, on peut malheureusement mentionner une kyrielle de situations considérées comme discréditantes et influençant cette micropolitique relationnelle : assuétudes, problématiques de santé mentale, précarité,... comme l'abordent les travaux de Lou Richelle au sujet du lien entre stigmatisations et pratiques de la médecine.

Genard, J.-L. (2015). « L'humain sous l'horizon de l'incapacité », *Recherches sociologiques et anthropologiques*, 46(1), 129-146.

Genard, J.-L. (2013). « De la capacité, de la compétence, de l'empowerment, repenser l'anthropologie de la participation », *Politique et sociétés*, 32(1), 43-62.

Goffman, E. & A. Kihm (1987). « Façons de parler ». *(No Title)* <https://cir.nii.ac.jp/crid/1130000794774025600>.

Hermant, E. & K. Solhdju (2015). « Le pari Dingdingdong : Coproduire de nouvelles histoires naturelles de la maladie de Huntington avec et pour ses usagers », *Écologie & Politique* 51(2), 65-79.

Le Goff, A. (2013). « Identité, reconnaissance et ordre de l'interaction », in E. Goffman. *Goffman et l'ordre de l'interaction*, 369-390.

Lemaire, S. (2024). Mettre la situation en musique : citoyenneté situationnelle et maladie d'Alzheimer, *Les Politiques Sociales*, 2(2), 69-83.

Rigaux, N. (2022). *Au fil du soin : L'expérience des personnes « démentes » vivant au domicile de leurs proches et des professionnel·le·s*, Peter Lang International Academic Publishers.

Rigaux, N. (1998). *Le pari du sens. Une nouvelle éthique de la relation avec les patients âgés déments.*

Rigaux, N. (1995). « Enjeux épistémologiques et socio-culturels du discours médical sur la démence sénile », *Gérontologie et société*, 18/72(1), 41-52.

Romijn, F. (2020). « Les louvoiements du patient au sein du cabinet médical », *SociologieS*, 28 février 2020 ; <https://doi.org/10.4000/sociologies.12564>.

Romijn, F. (2018). « S'exposer en inquiétude. Le sujet fait et défait avec les médiations nouvelles sur sa santé ». Thèse de doctorat, Paris Sciences et Lettres ; <https://theses.fr/2018PSLEH038>.

Sarradon-Eck, A. (2010). « Voyage en médecine de campagne. Le cabinet médical sous le regard de l'ethnologue », in G. Bloy & F.-X. Schweyer, *Singuliers généralistes. Sociologie de la médecine générale*, Rennes, EHESP, 99-115.

Valet, A. & M. Meziani (2017). « Anthropologie capacitaire au prisme du handicapAspects culturels, techniques et politiques », *Recherches & éducations*, HS, 53-65.

Winkin, Y. (2016). « La notion de faulty person est-elle défectueuse ? », in *La chute des masques*, Grenoble, Presses Universitaires de Grenoble, 49-59.

# 3. LE *CHEMSEX* : UNE PRATIQUE QUI QUESTIONNE… ET SI L'ANTHROPOLOGIE OUVRAIT DES PISTES ?

Dr Naajiyah Kathrada
Médecin généraliste

Pourquoi s'intéresser au chemsex en tant que médecin généraliste ? Derrière cette pratique souvent stigmatisée se trouvent des trajectoires de vie complexes, des besoins spécifiques en matière de santé et des attentes parfois non exprimées à l'égard des soignants. Ce travail (Kathrada, N., Fabian, C., & Isabelle, M. 2024) est né dans le cadre de mon mémoire de fin d'études en médecine générale au croisement de ma pratique clinique et de mes questionnements éthiques et cliniques personnels. C'est à la suite de cela que j'ai été invitée à le présenter dans le cadre du certificat en anthropologie médicale car sa méthodologie soulevait des questionnements proches des approches qualitatives et réflexives propres à cette discipline.

Le chemsex – fusion des termes « chemical » et « sex » – désigne l'usage de substances psychoactives dans un contexte sexuel. Il est majoritairement décrit dans la littérature auprès des hommes ayant des relations avec des hommes (HSH) (Stuart, D. 2019) et s'inscrit dans des dynamiques sociales, culturelles et identitaires urbaines comme l'ont révélé plusieurs enquêtes[93] en Belgique (Van Acker J., Pezeril C, Cartuyvels Y, Dieleman M. 2017). Ce phénomène s'étend dans les métropoles européennes, dont Bruxelles, et révèle des pratiques où se mêlent une recherche de plaisir, un désir de lien social et parfois tout simplement la gestion de la solitude ou du stress. Les substances consommées sont nombreuses, variées, souvent combinées et sont utilisées en groupe dans un contexte festif, lors de soirées appelées « chills » (Fassin, D. 2000).

Du point de vue anthropologique, le chemsex ne saurait être réduit à une simple conduite à risque. Il interroge notre rapport au corps, au plaisir, aux normes sexuelles et aux dispositifs de soins. Il invite à questionner les limites du modèle biomédical dans la prise en charge des sexualités minorisées (Race, K. 2020). Ces pratiques mettent en tension le soin, la norme, et la quête d'émancipation.[6] C'est cette tension que j'ai souhaité explorer au sein de l'étude.

À travers d'entretiens semi-dirigés menés avec des HSH pratiquant le chemsex, j'ai mobilisé une approche interprétative phénoménologique (Restivo, L., Julian-Reynier, C., & Apostolidis, T. (2018) afin d'appréhender chaque expérience dans sa singularité. Certains participants décrivent le chemsex comme un espace de liberté et d'expérimentation, d'autres comme une dépendance insidieuse. La recherche d'une connexion humaine est omniprésente, tout comme les effets secondaires : fatigue extrême, insomnies, infections sexuellement transmissibles, épisodes anxieux ou dépressifs (Kathrada, N., Fabian, C., & Isabelle, M. (2024).

Un constat revient de manière récurrente : les patients hésitent à parler de ces pratiques à leur médecin généraliste. Ce phénomène s'explique par leur crainte du jugement, par la peur que les professionnels de santé manquent de connais-

93 Alias. Enquête exploratoire sur le chemsex dans le contexte de la prostitution/du travail du sexe HSH & Trans* à Bruxelles Capitale et au-delà. Bruxelles : Alias asbl (2020). Édité par Alias asbl, mars 2020. Numéro de dépôt légal : D/2020/14.991/01.

sance de cette pratique ou tout simplement parce que le sujet est rarement abordé. Ils préfèrent se tourner vers des pairs informés ou parfois des structures spécialisées. Cette distance souligne une fracture entre les attentes des patients et l'offre de soins proposée par les médecins généralistes, qui demeurent souvent peu formés à ces réalités (Kathrada, N., Fabian, C. & Isabelle, M. 2024 7 Weatherburn, P., Hickson, F., Reid, D., Torres-Rueda, S. & Bourne, A. 2017 & Pozo-Herce, P. D., Martínez-Sabater, A., Sanchez-Palomares, P., Garcia-Boaventura, P. C., Chover-Sierra, E., Martínez-Pascual, R., ... & Juárez-Vela, R. (2024, July). Ce silence, parfois, devient clinique.

> “L'atelier, conçu dans le cadre de la formation en anthropologie médicale, visait à ouvrir un espace de dialogue et de se mettre à la place d'un médecin ayant une formation en anthropologie, intervenant sur un terrain spécifique.”

Grâce à la lecture de certains extraits des témoignages issus de ma recherche, les participants – majoritairement des professionnels de santé – ont été invités à réfléchir collectivement aux causes structurelles, sociales et culturelles du chemsex. L'atelier, structuré autour d'un exposé et d'échanges libres, a donné lieu à des discussions d'une grande richesse. Ce format visait à favoriser une immersion dans les récits de vie avant d'en proposer une mise en perspective plus analytique. La discussion a pris une ampleur inattendue : certains étaient surpris, perdus, d'autres ont réagi avec empathie, d'autres avec sidération. Les participants ont exprimé leur étonnement face à la complexité du phénomène, mais aussi leur soulagement de pouvoir enfin relier des concepts anthropologiques à des situations cliniques concrètes. Ils ont souligné l'importance de pouvoir faire un lien avec une enquête de terrain située, locale et actuelle.

Beaucoup se sont interrogés sur les causes structurelles, sur l'attitude à adopter face à ces patients qui ne cherchent pas nécessairement d'aide. Des questions ont émergé sur la légitimité à juger, la place du soignant, la frontière entre soin et morale : « Qui sommes-nous pour dire ce qui est bien ou mal ? » ; « Comment accompagner des pratiques qui nous dérangent ou nous échappent ? » ; « Faut-il parler de réduction des risques ou simplement d'accompagnement ? ». Pour ma part, j'ai trouvé cet espace profondément motivant : les nombreuses questions ont nourri ma réflexion, m'ont poussée à sortir de ma posture de chercheuse, à déconstruire certaines évidences, à écouter autrement...

Le temps imparti était trop court tant l'échange était dense. L'atelier a révélé à quel point ces récits peuvent activer des concepts profonds et nous mettent face à nos propres représentations des soins, du corps, de notre posture en tant que soignant.

Ce texte ne cherche pas à épuiser la question ni à clore un débat. Il tente simplement d'ouvrir des pistes. Il invite à déplacer le regard, à faire une place aux récits et à adopter une autre posture que celle qui nous est habituelle. L'anthropologie, ici, ne propose pas de solutions, mais une approche différente : celle qui écoute avant de répondre, qui doute avant de prescrire, qui interroge le cadre avant de s'y enfermer. Ce que l'on désigne comme consommation, diagnostic ou étiquette peut parfois cacher une quête plus profonde : celle d'un lien, d'une reconnaissance ou d'un soin, que certains cherchent ailleurs, voire autrement (Detandt, 2024).

À celles et ceux qui souhaitent prolonger cette réflexion, plusieurs voies s'ouvrent : participer à l'atelier proposé dans le cadre du certificat en anthropologie médicale, la lecture de mon travail de fin d'étude ou encore découvrir l'ouvrage complet qui sera issu de cette démarche croisée.

## Bibliographie

Alias. Enquête exploratoire sur le chemsex dans le contexte de la prostitution/du travail du sexe HSH & Trans* à Bruxelles Capitale et au-delà. Bruxelles, Alias asbl (2020). Édité par Alias asbl, mars 2020. Numéro de dépôt légal : D/2020/14.991/01.

Detandt, S. (2024). « We, sex and fun ? : Transgression, théâtralisation, excès de soi et culture gay. Le chemsex en Belgique », *Sexologies*, 33(2), 109-121.

Fassin, D. (2000). « Entre politiques du vivant et politiques de la vie : pour une anthropologie de la santé », *Anthropologie et sociétés*, 24(1), 95-116.

Kathrada, N., Fabian, C. & Isabelle, M. (2024). Comprendre pour mieux soigner : Comprendre le vécu des patients pratiquant le « chemsex » et leurs attentes par rapport aux médecins généralistes : une étude qualitative menée auprès des patients (HSH) en Belgique francophone.

Pozo-Herce, P. D., Martínez-Sabater, A., Sanchez-Palomares, P., Garcia-Boaventura, P. C., Chover-Sierra, E., Martínez-Pascual, R.,... & Juárez-Vela, R. (2024). « Effectiveness of harm reduction interventions in Chemsex : A systematic review », in *Healthcare,* vol. 12, n° 14, p. 1411. MDPI.

Race, K. (2020). *Pleasure consuming medicine : The queer politics of drugs*, Duke University Press.

Restivo, L., Julian-Reynier, C., & Apostolidis, T. (2018). « Pratiquer l'analyse interprétative phénoménologique : intérêts et illustration dans le cadre de l'enquête psychosociale par entretiens de recherche », *Pratiques psychologiques*, 24(4), 427-449.

Stuart, D. (2019). « Chemsex : origins of the word, a history of the phenomenon and a respect to the culture », *Drugs and Alcohol Today*, 19(1), 3-10.

Van Acker, J., Pezeril, C., Cartuyvels, Y., Dieleman, M. (2017). Plan chem ? Plan slam ? Les plans sous prod. Une recherche exploratoire parmi les gays, bisexuels et autres HSH dans la Région de Bruxelles-Capitale.

Weatherburn, P., Hickson, F., Reid, D., Torres-Rueda, S., & Bourne, A. (2017). « Motivations and values associated with combining sex and illicit drugs ("chemsex") among gay men in South London : findings from a qualitative study », *Sexually transmitted infections*, 93(3), 203-206.

# Partie 4

# L'inégalité dans les soins santé

Le chapitre 4 aborde les inégalités en matière de soins de santé, un problème persistant et complexe aux ramifications sociales, économiques et culturelles. Dans un monde où l'accès à des soins de qualité semble être un droit à la fois fondamental et universel, de nombreux facteurs viennent saper cette aspiration. Ce chapitre invite à une réflexion approfondie sur différentes dimensions de ces inégalités en ouvrant la question et mettant en lumière les déterminants sociaux qui entravent l'accès aux soins pour de nombreux individus. C'est une quête visant à comprendre comment ces inégalités ne se manifestent pas seulement dans l'accès physique aux soins, mais aussi dans la qualité des services de santé, l'attitude des soignants et les ressources disponibles pour les patients.

Les contributions de plusieurs experts permettent de dresser un tableau nuancé des obstacles structurels et institutionnels qui persistent dans les systèmes de santé, ainsi que des conséquences de ces inégalités sur la santé des populations les plus vulnérables. Ce chapitre propose également de souligner l'importance de la médecine narrative et de l'écoute dans la relation soignant-soigné, comme voies possibles pour réhumaniser le soin et redonner du pouvoir au patient dans sa trajectoire de santé.

À travers ce prisme, les réflexions s'orientent vers l'élaboration de politiques de santé plus justes et inclusives, qui ne se contentent pas d'aborder les symptômes des inégalités, mais qui s'attaquent également à leurs racines historiques et sociologiques. En définitive, ce chapitre s'inscrit dans une démarche critique et interdisciplinaire, qui associe sociologie, anthropologie et médecine, afin d'offrir un éclairage sur les défis contemporains auxquels fait face le monde de la santé.

Dans une ère où l'interconnexion mondiale pousse à repenser nos approches en matière de santé, cette introduction pose les jalons d'une réflexion collective sur la nécessité d'une transformation systémique pour parvenir à une véritable équité dans les soins de santé.

# 1. RÉFLEXION SUR LES ALGORITHMES EN MÉDECINE : VERS UNE DÉMOCRATIE SANITAIRE ?

Le 6 Février 2025 la Professeure Barbara Stiegler a tenu une conférence intitulée « Le virage algorithmique de la médecine contemporaine ».

La conférence du Pr. Barbara Stiegler a suscité un débat enrichissant sur l'impact des algorithmes en médecine sur l'accès aux savoirs et la démocratie sanitaire. Barbara Stiegler a mis en lumière le fait que, bien que les algorithmes puissent renforcer le lien entre santé publique et pratique clinique, leur élaboration reste souvent opaque pour les professionnels de santé et les patients. Cette situation soulève des interrogations sur la capacité des médecins à prendre des décisions éclairées face à des protocoles élaborés par un groupe restreint d'experts, insinuant que l'application de ces recommandations pourrait devenir une norme implicite, érodant la démocratie en santé.

En intégrant la pensée de Michel Foucault, Barbara Stiegler examine comment les algorithmes transmettent des dispositifs de normalisation des pratiques médicales, s'inscrivant dans une logique de contrôle similaire à celle observée dans les modèles historiques de régulation des maladies. Elle illustre cette dynamique par des exemples concrets tels que les scores de risque cardiovasculaire et les protocoles d'urgence qui standardisent les soins, mettant ainsi en avant les implications politiques de ces transformations. Cette analyse conduit à questionner non seulement la pratique individuelle des médecins, mais également la manière dont ces changements modifient l'organisation du savoir médical.

La conférence conclut sur la nécessité d'une réflexion collective et interdisciplinaire pour construire un modèle médical qui harmonise l'intelligence algorithmique avec l'autonomie clinique. Les intervenants ont souligné l'importance de garder le patient au centre des soins, tout en adoptant une attitude critique face aux outils numériques qui façonnent la médecine d'aujourd'hui. Dans un contexte où l'intelligence artificielle promet des transformations majeures, il est primordial de garantir que ces dispositifs demeurent des alliés du soin, plutôt que de devenir des systèmes opaques entachés d'inégalités.

**Veuillez trouver le lien vers la captation de la conférence ici**

https://www.youtube.com/watch?v=MNdZa2Ykkzw

En lien avec cette conférence, nous vous invitons à explorer notre ouvrage « Urgence : La santé comme responsabilité collective » (Bonneels & Laugrand, 2025).

Depuis des décennies, nos systèmes de santé en Belgique, en France et ailleurs en Europe souffrent d'une austérité croissante, se traduisant par un manque de moyens et des conditions de travail alarmantes pour les professionnels de la santé. Les récents événements, notamment la pandémie de coronavirus, ont révélé combien nos soignants – médecins, infirmiers, pharmaciens – sont essentiels à notre société.

Cet ouvrage est construit au départ des réalités de terrain sous la forme d'une pièce de théâtre documentaire. Un outil artistique qui rend un hommage vibrant à ces héros et ces héroïnes du quotidien qui se dévouent pour notre bien-être. Il explore également l'état critique de notre système de santé, fondé sur le principe que la sécurité sociale a pour mission de protéger chaque citoyen. Aujourd'hui, face à la menace d'un accès aux soins réduit à un privilège, nous devons collectivement nous interroger et agir.

Cependant, ce constat n'est pas une fatalité. Ensemble, nous avons l'opportunité de revendiquer et de bâtir un service public de santé fort et accessible, affirmant que la santé est une responsabilité qui nous engage tous. L'urgence d'agir est palpable, mais un avenir meilleur est possible – un avenir où chacun peut recevoir des soins de qualité, indépendamment de ses moyens.

# 2. QUAND LES PATIENTS ET LES SOIGNANTS S'ENGAGENT VERS DES PRATIQUES DE PARTENARIAT DANS LES SOINS

Catherine Dans
Maître-Assistante à HELMo (Sainte Julienne) –
Belgique Doctorante à l'UCLouvain –
Institut de Recherche Santé et Société (IRSS)
c.dans@helmo.be

Isabelle Bragard
Directrice du Centre de Recherche et
de Formation Continue à HELMo – HELMo Link – Belgique

Isabelle Aujoulat
Professeure à l'UCLouvain – Institut Recherche Santé
et Société (IRSS)

## 1. Introduction

Ce chapitre propose d'une part d'expliquer les différents domaines d'implication des patients allant des soins, aux politiques de santé, en passant par les institutions, la recherche et la formation et, d'autre part, de décrire l'évolution de l'implication des patients et des soignants vers un partenariat dans les soins.

## 2. De patient à patient partenaire

### *2.1. Évolution de l'implication du patient dans différents domaines*

Depuis de nombreuses années, de nouvelles façons de penser et d'agir se développent dans le but d'améliorer la qualité des soins et des services de santé. Un nombre croissant de recommandations (Baumann *et al.*, 2020) vont dans le sens d'une meilleure reconnaissance de l'expertise des patients à différents niveaux décisionnels, pour répondre aux nombreux défis auxquels les systèmes de santé font face. Ces implications de patients s'étendent dans cinq domaines différents (Pomey *et al.*, 2015) allant des soins directs (niveau micro) en tant que « patient ressource » ou pair-aidant (DGOS, 2024) aux politiques de santé (niveau macro), en passant par une implication dans les institutions de soins (niveau méso), la recherche et la formation des professionnels de la santé.

***Au niveau des soins directs***, le patient est reconnu comme « patient ressource » quand il contribue à « faciliter les relations et les dynamiques de soins et de services pour renforcer le partenariat avec les patients et participer à l'apprentissage et l'éducation thérapeutique de ses pairs. » (Flora *et al.*, 2016, p. 39). Il peut aussi jouer le rôle de pair-aidant. La fonction de ces patients est d'accompagner une autre personne en difficulté avec le système de santé (Gross & Gagnayre, 2017). Son expérience de la maladie et le parcours qu'il a vécu pour entrer dans son processus de soins sont des ressources qu'il peut mettre à disposition des autres patients lors d'échanges et/ou de formations. « Le pair-aidant possède aussi de bonnes capacités à entrer en relation de manière empathique avec ses pairs pour valider leur expérience dans une relation symétrique et de réciprocité » (St-Onge, 2017, p. 32). Le pair-aidant se retrouve ainsi comme interface entre les soignants et les patients. Améliorer la participation du patient dans le processus décisionnel relatif à ses soins directs peut accroître l'efficience des ressources de santé (Paulus *et al.*, 2012 ; SPF, 2015). Cette implication des patients, qu'elles soient directes, au niveau de ses soins, ou indirectes, envers un autre patient, peut renforcer et développer leur empowerment au sens où Aujoulat l'entend, c'est-à-dire un pouvoir orienté non seulement vers l'agir, mais également vers l'être (Aujoulat, 2007).

***Au niveau des institutions de soins***, en France, « depuis la loi de 2002 relative aux droits des malades et à la qualité du système de santé, 20 000 mandats sont destinés aux usagers du système de santé afin que, par l'intermédiaire de leurs représentants élus, ils participent à la politique de qualité et de sécurité des soins des hôpitaux » (Gross & Gagnayre, 2017, p. 71). Au Canada, le soutien du ministère de la Santé et des Services sociaux du Québec, a permis aux patients et aux aidants proches d'être intégrés comme partenaires des équipes (Lebel 2014). Le but de cette intégration vise l'amélioration de la qualité des soins dans des établissements de santé et services sociaux au Québec. En Belgique, on retrouve, pour les patients, un mandat destiné au comité d'éthique dans les hôpitaux (Delchambre & Counet, 2018). Dans ce contexte, les représentants de patients font preuve d'une plus grande volonté de visibilité et demandent une reconnaissance et une considération par rapport à la place qu'ils peuvent avoir dans la structure de soins (Baumann *et al.*, 2020). Des comités de patients sont créés dans certains hôpitaux et structures de soins (telles que des maisons médicales) où l'avis des patients est recueilli et communiqué à l'organe décisionnel de la structure de soins. Cette implication contribue à l'amélioration de la qualité des soins et des services de l'institution (DGOS, 2024).

***Au niveau de la recherche***, des patients co-chercheurs rejoignent les équipes de recherche sur un pied d'égalité avec les chercheurs professionnels (Canadian Institutes of Health Research, 2019 ; McCarron *et al.*, 2021). Les patients peuvent ainsi apporter leur expertise de vie avec la maladie et enrichir les concepts théoriques de ce point de vue.

Au Royaume-Uni, le financement des recherches publiques sur les services de santé est conditionné au critère de collaboration avec des patients co-chercheurs (Orwood *et al.*, 2017). Chez nous, ces pratiques commencent à se répandre comme en témoigne, en région de Bruxelles-Capitale, le projet Participate.Brussels (http://www.participate.brussels) qui a impliqué dès sa conception et tout au long de sa réalisation l'expertise des patients comme co-chercheurs, ce qui permet d'appliquer les recommandations du KCE (Cleemput *et al.*, 2019) en matière d'implication des patients dans les projets de recherche. Au Canada, l'implication du patient comme co-chercheur est également fort soutenue (Canadian Institutes of Health Research, 2019)

***Au niveau de la formation***, l'implication de patients commence à se développer dans les programmes de formation de soignants (principalement des médecins) dans certains pays. En France, par exemple, en 2020, la Haute Autorité de Santé recommande l'engagement des usagers à tous les niveaux du système de santé dont les cursus de formation initiale et continue des professionnels de santé (Allory, 2024). Cette recommandation a été suivie, en janvier 2025 par un décret (Réf : MENS2502699A) qui propose la participation de patients, en concertation avec l'enseignant, dans les formations pratiques et théoriques des études de médecine. Au Canada, « c'est maintenant plus de 1 500 professionnels de la santé de 14 disciplines qui sont formés annuellement par des patients » (Boivin *et al.*, 2017, p. 5). Au Royaume-Uni, depuis 2003, dans les diplômes universitaires de travail social, la participation des usagers et d'aidants est devenue obligatoire. Cette même obligation a été étendue à d'autres professions liées à la santé (Beresford, 2019).

Dans la littérature internationale portant sur le patient impliqué dans la formation des soignants, différentes appellations sont données pour rendre compte de cette fonction telles que « patient formateur » (Flora *et al.*, 2016 ; Pomey *et al.*, 2015) ou « patient-enseignant » (Gross & Gagnayre, 2017). Dans ces cas, les patients ont souvent reçu une préparation, une formation afin de les guider dans l'exercice de cette nouvelle fonction.

***Au niveau des politiques de santé***, la place du patient en Belgique commence tout doucement à faire son chemin. Depuis une vingtaine d'années, l'avis des patients est de plus en plus pris en compte. Il peut être notamment entendu grâce à la participation de représentants des associations de patients dans différentes instances telles que la commission fédérale des droits des patients, l'observatoire des maladies chroniques ou le conseil d'administration du centre fédéral d'expertise en soins de santé (KCE) (Baumann *et al.*, 2020). En 2012, dans le rapport du KCE sur les modèles pour l'implication des citoyens et des patients dans les politiques de soins de santé, les auteurs décrivent que les évolutions économiques et sociétales couplées à l'augmentation des attentes des patients ont renforcé l'intérêt pour l'implication des patients dans les processus décisionnels concernant la santé. Quand il est question d'une implication plus collective des patients, Lanoy et Torrekens (2018) parlent des effets positifs que cette implication peut produire en termes d'empowerment collectif, dont il est souvent question avec les associations de patients. Cet empowerment collectif œuvre pour un changement de société. Au Canada, les gouvernements provinciaux et fédéraux soutiennent le partenariat avec les patients dans la gouvernance des organisations de santé (Boivin *et al.*, 2017).

## 3. De patient à patient expert

D'après le dictionnaire le Robert, l'expert est une personne qui a acquis une grande habileté par l'expérience, par la pratique. Cette définition est intéressante à considérer pour comprendre l'évolution de la place accordée, de nos jours, aux patients par certains professionnels.

Avant les années 90, dans le « modèle paternaliste » (Pomey *et al.*, 2015), le rôle du médecin était central. S'en est suivi une « approche centrée sur les patients« (Deschênes *et al.*, 2013). Cette façon d'envisager les soins implique davantage les patients dans leur prise de décision après les avoir informés des risques et des avantages liés à différentes options thérapeutiques. Plus récemment encore, l'allongement de la durée de vie, le nombre croissant de maladies chroniques, l'accès simplifié et en masse à l'information de santé (correcte ou non) et la volonté de ne pas subir le soin a conduit à faire évoluer la posture des professionnels et des personnes soignées. C'est ainsi que le concept de « partenariat de soins » a vu le jour, avec notamment le modèle de Montréal (Pomey *et al.*, 2015). Ce modèle plaide pour un dépassement d'une approche centrée sur les patients, en reconnaissant pleinement l'expertise du vécu de la maladie par les patients (Gross & Gagnayre, 2013 ; Pétré *et al.*, 2019). Aussi appelés « savoirs expérientiels », les savoirs des patients sont définis comme des « savoirs du patient, issus du vécu de ses problèmes de santé ou psychosociaux, de son expérience et de sa connaissance de la trajectoire de soins et de services, ainsi que les répercussions de ces problèmes sur sa vie personnelle et celle de ses proches » (Centre de pédagogie appliquée aux sciences de la santé, 2013 *as cited in* Pomey *et al.*, 2015, p. 42). Une notion dynamique ressort de cette définition tant pour les actions que le patient peut entreprendre que vis-à-vis des répercussions que son état de santé peut avoir sur son entourage.

Si le patient développe des savoirs, liés à sa vie avec la maladie, ils ne les développent pas tous et pas dans les 5 domaines d'implication cités précédemment. En fonction du domaine d'implication : Les soins directs, la gouvernance, les politiques de santé, l'enseignement ou la recherche, choisi par le patient, il oriente son expérience de vie au profit de ce domaine et développe ainsi une expertise dans celui-ci.

L'expertise est donc délimitée, tout comme celle du professionnel. « La qualité de l'expertise dépend de deux éléments indissociables : du possesseur et du contexte (Gross & Gagnayre, 2013). En effet, l'expertise est contextualisée et s'inscrit dans un domaine de compétences précis pour lequel elle est en étroite relation avec les expériences des personnes. C'est ainsi que l'expertise du patient s'actualise souvent dans un domaine d'action spécifique. Par exemple la recherche ou les soins. Toutefois, il apparait que certains patients développent une expertise plurielle contribuant ainsi dans différents domaines. Souvent, la question s'est posée de savoir si l'expérience de la vie avec la maladie est suffisante pour « hisser » le patient au statut « d'expert ». D'après Jacques (Jacques, 2022), cela ne suffit pas. Pour devenir expert, le patient doit avoir « acquis son expertise par l'expérience (expert by expérience), que celle-ci soit reconnue ou non (Gross, 2017), et qu'il juge que celle-ci peut être utile à la collectivité. » (Jacques, B., 2022, p. 35). Catherine Tourette-Turgis (2015) appuie ces dires en expliquant que les patients experts permettent de faire progresser l'expertise collective. En cela, ils sont déjà une ressource. Il est donc nécessaire, pour devenir expert, que l'expérience acquise soit utile à autrui. En cela, elle doit être reconnue par différentes personnes. Il peut arriver que « le terme expert accolé à celui de patient énerve et choque ceux pour qui l'expertise représente un haut degré de savoir, sanctionné par des études et des diplômes » (Tourette-Turgis, 2015, p. 37). Mais le patient, premier concerné, comment se vit-il ? Est-il conscient du chemin parcouru et de l'expérience acquise à la suite de son parcours de soin ? Est-il convaincu que son expérience est utile à autrui ? A-t-il envie de la transmettre ? C'est en faisant ce travail d'introspection et de distanciation, souvent réalisé au moyen de formations, qu'il pourra se préparer à son « nouveau statut » de patient expert et d'éviter avec ce titre ce que certains auteurs craignent :« qu'ils ne deviennent leurs propres médecins ou n'aient des revendications qu'ils considèrent exagérées. Ils appréhendent, par exemple, (...) qu'ils généralisent une expertise qu'ils ressentent comme étant trop singulière, trop en lien avec une histoire personnelle, pour être pertinente dans un contexte plus général (Grimaldi, 2010 ; Reach, 2009) » (Gross & Gagnayre, 2013, p. 149-150).

## 4. De patient expert à patient partenaire

Avant de comprendre comment le partenariat avec le patient s'est développé, arrêtons-nous quelques instants à la définition du partenariat.

D'un point de vue sémantique, le mot partenariat renvoie à la notion de « partage ». Quand il est emprunté à l'anglais « partner », il signifie « une personne associée à une autre ». (Dictionnaire Pratique du travail social, 2015). Le concept de partenariat est utilisé communément pour décrire les relations de travail entre différentes parties qui poursuivent un objectif commun. Ce concept est fondé sur l'idée d'une alliance, d'une collaboration (Lenoir, 2012).

Comme expliqué précédemment, dans le cadre des soins, lorsque l'on parle de partenariat avec le patient, ce dernier est reconnu comme impliqué dans une relation réciproque d'engagement avec le professionnel (Boivin *et al.*, 2017). La notion de relation réciproque dans l'engagement souligne une nouvelle façon de travailler. Cette nouvelle approche rejoint celle décrite dans le Goal Oriented Care (GOC) également apparue dans les années 90. D'après Mold (1991), cette approche ne se centre plus sur les problèmes liés à une pathologie, mais bien sur les objectifs de vie du patient. Ces derniers sont liés à une pluralité de problèmes de santé et de ressources perçus par la personne. Cette perception engendre le développement d'un processus de soins multiples, initiant une collaboration interprofessionnelle. Cela souligne l'importance du travail d'équipe et met davantage l'accent sur la collaboration médecin-patient. Cette façon de concevoir les soins promeut l'intégration des compétences, des ressources et des expertises individuelles. En outre, elle est dynamique et se veut itérative pour tenir compte du contexte de vie du patient et de ses valeurs. Le GOC favorise de la sorte une approche positive de la santé. Les conséquences de cette nouvelle façon de concevoir les soins, basée sur les objectifs de vie de la personne, se traduiraient par une diminution des coûts de santé et une amélioration de l'état général de santé de la population (Boeykens *et al.*, 2022). Cette approche nécessite, de la part des soignants, de repenser la manière dont les soins sont dispensés, de laisser une plus grande place au patient et de communiquer davantage avec lui. Du côté des patients, ceux-ci sont invités à s'ouvrir plus et à collaborer avec les professionnels de santé.

En Fédération Wallonie-Bruxelles, le GOC a été traduit en français par l'acronyme ASCOP (Aide et Soins centrés sur les Objectifs de la Personne). Grâce au soutien financier notamment du Fonds du Dr. Daniël De Coninck et de la Fondation Roi Baudouin, des publications et des formations voient le jour afin d'outiller les professionnels à travailler dans ce sens. Le but est d'améliorer la qualité des services de première ligne les rendant plus humains et accessibles dans un contexte où les patients présentent de plus en plus de co-morbidités, dans un contexte socio-économique confrontant et ce, sur fond de santé mentale parfois bousculée (Boeckxstaens *et al.*, 2020). Ce travail s'élabore dans un contexte où le professionnel est reconnu comme expert de la maladie et du soin et le patient comme expert de sa propre vie. Mais le GOC n'est pas l'unique modèle qui met en avant les ressources des patients et l'importance de tenir compte de leurs besoins. L'éducation thérapeutique du patient (ETP), développée depuis de nombreuses années, rejoint cette philosophie de travail.

> « Au-delà des définitions, deux conceptions de l'éducation thérapeutique coexistent. Il semble qu'une « distinction paradigmatique s'impose entre l'éducation traditionnelle du patient et l'éducation à l'autogestion. L'éducation traditionnelle se limite à donner des informations au patient et à lui enseigner les compétences techniques pour gérer sa maladie. L'éducation à l'autogestion (*self management*) comprend également le développement de compétences de résolution de problèmes dans la vie quotidienne avec la maladie au niveau médical, social et émotionnel afin de renforcer le sentiment d'efficacité personnelle » (*ibid.*, p. 404). (...) le tout dans un climat de collaboration entre les soignants et les patients reconnaissant la différence, mais accordant autant d'importance à l'expertise des soignants qu'à celles des malades : « Dès lors que les médecins reconnaissent les patients comme des experts, ils peuvent ajouter leur expertise médicale à ce que les patients savent sur eux-mêmes pour créer un programme qui aidera les patients à réaliser leurs objectifs et conduire leurs propres activités de soin de soi » (Bodenheimer, Lorig *et al.*, 2002, p. 2470). (Tourette-Turgis & Thievenaz, 2014, p. 14-15). »

Face à cette vision actuelle des soins, la question se pose de savoir si le patient est pour autant considéré comme partenaire. En somme, la collaboration est-elle synonyme de partenariat ?

Si l'on se penche sur la définition de la collaboration, d'après le dictionnaire de l'American Psychological Association, la collaboration est définie comme un acte et/ou un processus, dans lequel deux ou plusieurs personnes travaillent ensemble pour obtenir un résultat désiré par tous. Pour qu'il y ait une réelle collaboration, Beaumont *et al.* (2011) réfèrent à la nécessité d'un niveau plus élevé d'interdépendance professionnelle. Cela suppose que les membres d'une même équipe travaillent ensemble, partagent leurs connaissances, leurs expertises, leurs expériences, leurs habiletés et leurs compétences individuelles dans le but de résoudre des problèmes communs. Collaborer signifie interagir avec les autres (Rees *et al.*, 2007) ce qui nécessite des compétences relationnelles et communicationnelles. « La collaboration évoque la recherche d'interactions nécessaires à la construction de ponts entre les différents savoirs et entre les différentes pratiques dans l'élaboration d'une œuvre commune. » (Buret, 2020, p. 1). « Là où les concepts d'interdisciplinarité ou de collaboration interprofessionnelle réfèrent à une collaboration entre des personnes rattachées à plusieurs disciplines ou professions, celui de partenariat de soins et de services se veut inclusif et traduit la volonté de voir la collaboration se réaliser entre intervenants et avec le patient. » (Deschênes *et al.*, 2013, p. 10). Ce partenariat nécessite de tenir compte du rythme des patients et de leur disposition à s'engager en tout ou en partie dans cette relation partenariale (Lanoy *et al.*, 2018). qui « consiste pour les partenaires à planifier, à coordonner les actions et à intervenir de façon concertée, personnalisée, intégrée et continue autour des besoins et du projet de vie du patient » (Deschênes *et al.*, 2013, p. 13) comme décrit dans l'ETP et le GOC. Cela rejoint également le modèle du continuum de l'engagement des patients présenté dans « Le modèle de Montréal » (Pomey *et al.*, 2015). En francophonie, le modèle de Montréal fait référence (Baumann *et al.*, 2020 ; Berkesse *et al.*, 2022 ; Gross & Gagnayre, 2017 ; Karazivan *et al.*, 2015) pour décrire les différents degrés d'implication du patient et ses différents domaines d'implication. Comme expliqué précédemment, les 5 domaines dans lesquels on retrouve les patients vont des soins, aux politiques de santé, en passant par les institutions, la recherche et la formation. Dans le modèle de Montréal (Pomey *et al.*, 2015), l'échelle de l'implication du patient le décrit allant de l'information au partenariat en passant par la consultation et la collaboration. Contrairement à la description de la collaboration faite par différents auteurs (Beaumont *et al.*, 2011 ; Buret, 2020 ; Rees, LV, CE. *et al.*, s. d.) dans ce modèle, on ne retrouve pas, au niveau de la collaboration, de symétrie dans la relation. Pour se situer au même niveau d'égalité entre le patient et le chercheur ou, entre le patient et le soignant, Pomey *et al.* (2015) postulent qu'il faut atteindre l'implication du patient à un niveau partenarial, mettant ainsi une hiérarchie entre les notions de collaboration et de partenariat. Toujours d'après ces auteurs, le niveau de partenariat entre le patient et le soignant nécessite un enseignement de compétences spécifiques et donc, un apprentissage de celles-ci par les différentes parties prenantes.

## 5. Conclusion

Depuis les années 90, la reconnaissance par les professionnels de l'expérience de vie avec la maladie place le patient comme partenaire impliqué dans différents domaines allant des soins, aux politiques de santé, en passant les institutions, la recherche et la formation. Cette implication dans les soins, qui peut aller jusqu'à un niveau partenarial, s'inscrit dans l'approche de l'ETP et du GOC, entre autres, où les objectifs de vie du patient sont considérés pour développer le plan de soins et l'accompagnement de ce dernier. Les conditions, qui sous-tendent ces pratiques, reposent notamment sur une reconnaissance des expertises réciproques et spécifiques de chacun, qu'elles soient d'origine expérientielle ou professionnelle ou les deux. Enfin, une formation conjointe des personnes pour développer cette implication dans les soins, pourrait être utile pour outiller les différents protagonistes à développer l'objectif final qui est d'améliorer la qualité de vie du patient et la qualité de travail du professionnel. En somme, nous sommes peut-être les témoins d'un changement de paradigme où les patients et les soignants évoluent vers une posture partenariale dans les soins.

# Bibliographie


Baumann, M., Odero, A., Paccoud, I., Le Bihan, E., Baumann-Croisier, P., & Consortium Interreg APPS. (2020). *Orienter les soins vers le patient partenaire. Un livre blanc pour la Grande Région*. https://core.ac.uk/outputs/356663267/?source=4

Beaumont, C., Lavoie, J., & Couture, C. (2011). *Les pratiques collaboratives en milieu scolaire : Cadre de référence pour soutenir la formation*. CRIRES. https://crires.ulaval.ca/guide_sec_nouvelle_version.pdf

Berkesse, A., Tourniaire, N., Larget, A., Jarno, P., & Dumez, V. (2022). *Le partenariat avec les patients dans la formation initiale et continue des professionnels de la santé : Raison d'agir, types de contribution, degrés et niveaux d'engagement. 644*, 33-39.

Boivin, A. P., Flora, L., Dumez, V., L'espérance, A., Berkesse, A., & Gauvin, F.-P. (2017). Co-construire la santé en partenariat avec les patients et le public : Historique, approche et impacts du "modèle de Montréal". In *La participation des patients, Éthique biomedicale et normes juridiques, Paris : Dalloz*. https://hal.science/hal-02554655

Buret, L. (2020). *Interdisciplinarité en Santé : Analyse et perspectives d'avenir pour les professionnels de la première ligne* (ORBi-University of Liège.) [ULiège - Université de Liège]. https://orbi.uliege.be/handle/2268/257502

Canadian Institutes of Health Research. (2019). *Considerations when paying patient partners in research—CIHR*. https://cihr-irsc.gc.ca/e/51466.html

Deschênes, (Bernard), Jean-Baptiste, A., Matthieu, É., Mercier, A., Roberge, C., & St-Onge, M. (2013). *Guide d'implication du partenariat de soins et de services. Vers une pratique collaborative optimale entre intervenants et avec le patient.* https://medecine.umontreal.ca/wp-content/uploads/sites/68/2022/04/Guide-implantation-du-partenariat-de-soins-et-de-services.pdf

Flora, L., Lebel, P., Dumez, V., Vanier, M.-C., Fernandez, N., Bouthillier, M.-È., Maud, B., Brault, I., Hélène, E., Gosselin, L., Philippe, K., Lemieux, V., Pomey, M.-P., Voirol, C., Chiocchio, F., Lucie, B., Julie, C., Bernard, D., & Francine, D. (2016). *Terminologie de la Pratique collaborative et du Partenariat patient en santé et services sociaux.*

Gross, O., & Gagnayre, R. (2013). Hypothèse d'un modèle théorique du patient-expert et de l'expertise du patient : Processus d'élaboration. *Recherches Qualitattives*, *15*, 147-165.

Gross, O., & Gagnayre, R. (2017). Caractéristiques des savoirs des patients et liens avec leurs pouvoirs d'action : Implication pour la formation médicale. *Revue française de pédagogie. Recherches en éducation*, *201*, Article 201. https://doi.org/10.4000/rfp.7266

Jacques, B. (2022). Intégrer des patients experts, patients partenaires, patients formateurs ou cochercheurs en cancérologie : Une démocratie en santé encore incertaine. *Dialogue: Canadian Philosophical Review / Revue Canadienne de Philosophie*, *61*(1), 33-53. https://doi.org/10.1017/S0012217322000221

Karazivan, P., Dumez, V., Flora, L., Pomey, M.-P., Del Grande, C., Ghadiri, D. P., Fernandez, N., Jouet, E., Las Vergnas, O., & Lebel, P. (2015). The patient-as-partner approach in health care : A conceptual framework for a necessary transition. *Academic Medicine: Journal of the Association of American Medical Colleges*, *90*(4), 437-441. https://doi.org/10.1097/ACM.0000000000000603

Lanoy, S., Torrekens, B., & Delchambre, M. (2018). *Empowerment individuel et collectif*. *89*, 34-41.

Lenoir, Y. (2012). La recherche collaborative entre recherche-action et recherche partenariale : Spécificités et implications pour la recherche en éducation. *Travail et Apprentissages*, *9*(1), 14-40. https://doi.org/10.3917/ta.009.0014

McCarron, T. L., Clement, F., Rasiah, J., Moran, C., Moffat, K., Gonzalez, A., Wasylak, T., & Santana, M. (2021). Patients as partners in health research : A scoping review. *Health Expectations : An International Journal of Public Participation in Health Care and Health Policy*, *24*(4), 1378-1390. https://doi.org/10.1111/hex.13272

Orwood, E. J., Staley, H. A., & Tarpey, M. (2017). *Public involvement in applications to the Health Research Authority Research Ethics Service : Comparative analysis of 2010, 2012 and 2014 data*, Health Research Authority and INVOLVE. https://s3.eu-west-2.amazonaws.com/www.hra.nhs.uk/media/documents/public-involvement-applications-hra.pdf

Paulus, D., Van den Heede, K., & Mertens, R. (2012). *Position paper : Organisation des soins pour les malades chroniques en Belgique.* (Health Service Research No. 190 B). Centre Fédéral d'Expertise des Soins de Santé (KCE). DOI: 10.57598/R190B.

Pétré, B., Peignot, A., Gagnayre, R., Bertin, E., Ziegler, O., & Guillaume, M. (2019). La posture éducative, une pièce maîtresse au service de l'éducation thérapeutique du patient ! *Éducation Thérapeutique du Patient - Therapeutic Patient Education*, *11*(1), Article 1. https://doi.org/10.1051/tpe/2018019

Pomey, M.-P., Flora, L., Karazivan, P., Dumez, V., Lebel, P., Vanier, M.-C., Débarges, B., Clavel, N., & Jouet, E. (2015). Le « Montreal model » : Enjeux du partenariat relationnel entre patients et professionnels de la santé. *Santé Publique*, *S1*(HS), 41-50. Cairn.info. https://doi.org/10.3917/spub.150.0041

SPF. (2015). *Plan conjoint en faveur des malades chroniques. Des soins intégrés pour une meilleure santé.* https://www.health.belgium.be/sites/default/files/uploads/fields/fpshealth_theme_ file/20151019_cim_plan_soins_integres_malades_chroniques.pdf

Tourette-Turgis, C. (2015). Les patients experts et les soignants, vers des relations de réciprocité. *Soins*, *796*, 37-39. http://dx.doi.org/10.1016/j.soin.2015.04.008

Tourette-Turgis, C., & Thievenaz, J. (2014). L'éducation thérapeutique du patient : Champ de pratique et champ de recherche. *Savoirs*, *35*(2), 9-48. https://doi.org/10.3917/savo.035.0009

# 3. RACONTER POUR GUÉRIR : LA MÉDECINE À L'ÉCOUTE D'UNE L'HISTOIRE SINGULIÈRE ET COLLECTIVE

Marilyne PEYROCHE

**Raconter pour guérir : la médecine à l'écoute d'une histoire singulière et collective**

21 février 2025, Université Louvain, Certificat d'université en anthropologie médicale et de la santé

Responsable Patient et Référente Handicap,
Centre Médico-Chirurgical des Massues,
Croix-Rouge Française

## 1. Le soin comme une rencontre

Se présenter a toujours été un exercice délicat pour moi. Comment résumer en quelques mots une identité qui se tisse au fil du temps, des rencontres et des épreuves ? Suis-je une patiente partenaire, une aidante, une soignante, une conteuse ? Peut-être un peu de tout cela. Mais avant tout, je suis Marilyne. Alors, plutôt que de me définir, je préfère raconter. Dérouler le fil du chemin qui m'a menée au partenariat en santé. J'aime aussi poser la question à ceux qui m'écoutent : quel rôle me donnent-ils ? Aujourd'hui, j'ai tenté l'exercice avec un groupe d'étudiants en anthropologie à l'Université de UCLouvain à Louvain la Neuve. Sous leur regard, j'ai découvert d'autres facettes de moi-même : poétesse, experte du partenariat, spécialiste du parcours de vie et aussi une balle à rebondissements. Cette image m'a fait sourire. Oui, rebondir. Face aux obstacles, aux incompréhensions, aux silences parfois trop lourds. Rebondir, non pas pour oublier ou dénier, mais pour continuer, pour transformer la douleur en force, en parole, en engagement. Car dans ce parcours, ce n'est pas seulement la maladie qui marque, mais aussi la manière dont on la raconte, dont on la partage, dont on la tisse avec les autres.

Raconter, c'est se donner la possibilité de prendre une part active dans son histoire. Ce n'est plus simplement être celui ou celle qui subit, mais devenir un partenaire dans la construction de son propre récit. C'est à ce moment-là que le patient se transforme en acteur de son soin, lorsqu'il se permet de donner sens à ce qu'il vit. En se racontant, en tissant son histoire de manière vivante et consciente, il ouvre une brèche dans laquelle peuvent se glisser la compréhension, l'empathie et une nouvelle perspective sur la maladie. La relation avec le soignant ne se limite pas à une simple transmission de savoirs ou à des gestes médicaux ; elle devient un véritable espace d'échange. Le récit devient un pont, où le patient est non seulement celui qui exprime, mais celui qui écoute et interprète aussi. Ce processus de partage et de reconnaissance mutuelle transforme le soin en une rencontre véritable, en une expérience de guérison à la fois individuelle et collective.

## 2. Raconter pour guérir

De fil en aiguille, dans cet enseignement, nous avons parlé du pouvoir de la médecine narrative. Dans un monde où l'on fragmente le corps en organes et en symptômes, où l'on découpe la maladie en chiffres et en protocoles, il y a urgence à retrouver le fil du récit. À écouter ce que dit le patient au-delà de son dossier médical, à entendre la personne derrière la pathologie, son histoire, ses vérités et ses croyances, et à lui permettre de les exprimer. Car raconter, c'est déjà commencer à guérir. Mettre des mots sur la souffrance, c'est lui donner une forme, l'apprivoiser, l'inscrire dans un sens plus vaste. L'anthropologie nous enseigne que les récits ne sont pas de simples ornements de l'existence : ils en sont la trame même. Ce que nous croyons de notre propre histoire influence notre façon de vivre la maladie, d'y faire face, de la traverser. Dans d'autres cultures, soigner, c'est raconter autrement. Les guérisseurs, les chamans, les anciens tissent autour du malade un récit qui donne une place à sa douleur, qui l'intègre au monde, qui la rend plus supportable. Pourquoi avons-nous, dans nos sociétés modernes, relégué cette dimension du soin au second plan ?

Il est fascinant de constater que ce n'est pas seulement la médecine scientifique qui prend en charge la maladie, mais bien la capacité à raconter, à intégrer et à donner du sens à ce que l'on vit. La dimension narrative du soin fait naître une forme de guérison qui va au-delà des traitements physiques : elle touche à l'essence même de l'individu, à son identité et à sa place dans le monde. Le soin, ainsi, devient un espace où l'individu n'est plus réduit à un objet médical. Ce processus est d'autant plus fort lorsque le patient devient un protagoniste de son histoire, participant activement à la création du récit de sa maladie. Ce n'est plus une souffrance isolée, mais une souffrance partagée, où les soignants et le patient sont complices de l'écriture d'une nouvelle narration de vie. Récit qui fait place à la douleur, mais aussi à l'espoir, à la transformation, et au renouveau.

## 3. Soigner au-delà du visible

Nous avons aussi parlé des dimensions multiples du soin : biomédicale, bien sûr, mais aussi psychologique, sociale, spirituelle. Car que fait-on de ceux que la médecine ne peut plus guérir ? De ceux dont la maladie chronique ne disparaîtra jamais ? Peut-être que la guérison ne se trouve pas uniquement dans la disparition des symptômes, mais aussi dans la manière dont on réapprend à vivre avec. Dans le regard que l'on pose sur soi, dans le lien que l'on tisse avec les autres, dans l'accompagnement que l'on reçoit et que l'on donne à notre tour. Peut-être que l'approche partenariale et la pair-aidance ne réparent pas seulement les corps, mais aussi les solitudes, les silences, les fractures invisibles. Peut-être permettent-elles une autre forme de guérison, une guérison sociale, qui compense celle que la médecine ne peut pas toujours offrir.

Et dans ce cadre, la relation entre le patient et le soignant devient un lieu d'élaboration d'un soin qui dépasse la simple guérison physique. La maladie devient une composante du parcours de vie, qu'il s'agisse de douleur chronique, de handicap, ou de maladie incurable. Par l'échange et le partage, le patient devient un partenaire dans le soin, un acteur de son propre rétablissement, non seulement physique, mais aussi psychologique et social. Le soin n'est plus uniquement celui qui est dispensé de l'extérieur, mais il devient celui qui émerge d'un processus collectif, où la solidarité, l'écoute et le respect mutuel permettent à chacun, patient et soignant, de guérir ensemble. La guérison ne réside pas seulement dans la disparition des symptômes, mais dans la manière dont la maladie est intégrée à la vie, et dans la manière dont on transforme cette réalité en une nouvelle forme d'existence.

## 4. Le soin comme un échange

Selon moi, la guérison doit être envisagée comme un acte collectif, où le soin ne se réduit pas à l'individu malade, mais inclut toute la communauté. On ne soigne pas quelqu'un en l'isolant du monde ou en le cantonnant à son identité de patient ou d'être « différent », mais en le réintégrant, en reconstruisant du lien et en lui redonnant une place. Aujourd'hui, dans nos hôpitaux et nos cabinets médicaux, ces liens sont souvent fragilisés. Le temps devient une denrée rare, la pression s'accroît, et l'on en vient parfois à oublier que soigner, ce n'est pas seulement prescrire, effectuer des actes techniques ou administrer des traitements ; c'est aussi écouter, comprendre, accompagner. Lorsque le soin est réduit à des statistiques et des indicateurs de rentabilité, tout ce qui échappe à la quantification tend à disparaître. Pourtant, un regard bienveillant, une main posée sur l'épaule, une parole rassurante ne se mesurent pas en chiffres, mais leur impact est considérable.

C'est dans cet échange qu'émerge la véritable puissance du soin. Lorsque le soignant écoute et accueille le récit du patient, lorsque le patient se fait le témoin de son histoire et de son vécu, cette rencontre devient un terrain fertile où le soin prend une dimension relationnelle. Le soin ne consiste plus simplement en un processus unilatéral. Le patient, devenu acteur, donne sens à son parcours, et dans cette dynamique, c'est toute la relation de soin qui se redéfinit. Cette réciprocité est le cœur du soin, et elle réintroduit la notion d'humanité dans le geste médical. Non seulement les soignants apportent une expertise, mais ils s'engagent dans une véritable rencontre, un échange où chacun trouve sa place dans ce cercle de soin. Le soin devient alors une démarche commune, qui transforme à la fois le patient et le soignant. Cette relation devient un espace d'enrichissement mutuel, une forme de guérison partagée.

## 5. Et si soigner l'autre, c'était aussi se soigner soi-même ?

Car il ne s'agit pas seulement des patients. Il s'agit aussi des soignants. De ces médecins, infirmiers, aides-soignants qui s'épuisent, qui s'effondrent, qui ne trouvent plus de sens à leur métier. Dans un monde où l'on leur demande toujours plus, où l'on mesure leur travail en actes plutôt qu'en présence, la souffrance grandit. L'épuisement, la perte de sens, le mal-être ne sont plus des exceptions, mais des réalités de plus en plus criantes. Et si cette médecine de l'humain, cette attention au récit, au lien, à la présence, était aussi ce qui pouvait les sauver ?

Lorsque l'écoute devient le pivot du soin, non seulement le patient trouve un sens à son histoire, mais le soignant aussi. C'est un retour à l'essence du soin : l'engagement humain. Lorsque l'on rétablit la place de la relation dans la pratique médicale, cela transforme non seulement le patient, mais aussi le soignant, qui retrouve son rôle essentiel dans l'accompagnement, et le sens profond de son métier. Le soin, ainsi, devient une expérience commune de guérison, un acte qui dépasse la simple technique, et qui se nourrit de l'humanité de chacun. Prendre soin de l'autre, c'est aussi accepter d'être touché par cette relation, de laisser l'échange transformer et guérir. La médecine ne devient alors pas seulement un art de guérir, mais aussi un art de relier, de tisser des liens vivants entre ceux qui soignent et ceux qui sont soignés.

# Partie 5

# Approche critique des sciences médicales et anthropologiques, enjeux de collaboration (conclusion générale)

Dans un monde en constante évolution, la santé et les systèmes de soins se trouvent au cœur de nombreux défis contemporains qui nécessitent une approche critique et interdisciplinaire. Cet axe explore les dynamiques complexes qui relient les sciences médicales et l'anthropologie, mettant en lumière l'importance d'une collaboration étroite entre ces deux domaines pour enrichir notre compréhension des pratiques de soin et des expériences des patients. Nous aborderons ici les enjeux de cette synergie, notamment la manière dont les savoirs médicaux peuvent être appréhendés au travers d'une lentille anthropologique, permettant ainsi une meilleure intégration des connaissances locales et une approche plus humaniste des soins de santé.

Nous examinerons comment les perspectives anthropologiques, à travers leurs méthodes qualitatives, peuvent faciliter une meilleure communication entre les professionnels de la santé, promouvoir une compréhension mutuelle des rôles au sein des équipes soignantes, et finalement optimiser la prise en charge des patients. Les recherches évoquées dans cet axe témoignent de la nécessité de décloisonner les disciplines pour permettre une approche plus globale, respectueuse des singularités culturelles des patients.

# 1. L'ANTHROPOLOGUE À L'HÔPITAL : 25 ANS À LA RECHERCHE D'UNE IDENTITÉ

Patricia Hudelson, PhD
Consultation transculturelle et interprétariat
Département de médecine de premier recours
Hôpitaux Universitaires de Genève

Depuis près de 25 ans, je travaille aux Hôpitaux universitaires de Genève. À l'approche de la retraite, je porte un regard rétrospectif sur mon parcours professionnel, que je considère comme une quête d'identité constante dans un contexte sans chemin tracé.

## 1. Formation à la pratique de l'anthropologie médicale

J'ai découvert l'anthropologie médicale pendant mes études de Bachelor à l'Université McGill. Ma passion pour les voyages et mon intérêt pour la santé et la nutrition m'ont conduit à faire un doctorat en anthropologie médicale à l'Université du Connecticut, mais je n'avais aucune idée précise de ce que je pourrais faire avec un tel diplôme. Finalement, c'était l'expérience pratique acquise dans le cadre de ce programme de doctorat unique (Pelto *et al.*, 1981) qui a fortement influencé mon parcours professionnel. Grâce à des cours théoriques et des stages pratiques, j'ai découvert les concepts, les méthodes et les enjeux non seulement de l'anthropologie, mais aussi de la santé publique. J'ai été formé dès le début à appliquer les concepts et les méthodes de l'anthropologie aux problèmes de santé et de soins de santé. Par conséquent, je me suis toujours identifié comme une « anthropologue praticienne » (NAPA Toolkit, consulté le 15.05.25 – Baba, 1994) travaillant en dehors du milieu académique et en collaboration avec les acteurs concernés pour résoudre des problèmes concrets.

> “ En tant qu'anthropologue praticien, vous avez toujours à l'esprit la question 'En quoi l'anthropologie peut aider à répondre aux besoins de mon employeur, et à atteindre ***ses*** objectifs ? ”

Au début de ma carrière, j'ai travaillé sur des questions de santé publique internationale, d'abord à la Johns Hopkins University School of International Health, puis à l'Organisation mondiale de la santé et au Programme spécial de recherche et de formation sur les maladies tropicales (TDR). Mes travaux portaient sur la gestion des maladies diarrhéiques infantiles (Gove & Pelto, 1993) et des maladies respiratoires aiguës (Hudelson *et al.*, 1994), la prévention de la dengue (Kendall *et al.*, 1991), les questions de genre dans la lutte contre la tuberculose (Hudelson, 1996), et la carence en vitamine A. (Hudelson *et al.*, 1999).

Dans le cadre de ces projets, mon rôle consistait à utiliser (et à former d'autres personnes à l'utilisation) des méthodes ethnographiques et des concepts anthropologiques afin de mieux comprendre et contextualiser les défis en matière de santé et de soins de santé, dans le but d'identifier des solutions potentielles pour surmonter ces défis. Les contributions de l'anthropologie au développement des programmes de santé internationale étaient largement reconnues (Coreil, 1990) et il m'a été relativement facile de me faire une identité professionnelle.

## 2. Le défi de l'application de l'anthropologie à la médecine clinique

Cependant, j'ai dû inventer une nouvelle identité professionnelle lorsque j'ai accepté un poste au sein du Département de médecine de premier recours (DMPR) des Hôpitaux universitaires de Genève (HUG). C'est le plus grand des cinq hôpitaux universitaires publics de Suisse, et compte 11 hôpitaux, 20 sites de soins, 2083 lits et 13 086 collaborateurs (dont 2224 médecins) (HUG Key Figures, 2024, consulté le 15.05.25). Les HUG constituent un véritable *melting-pot* : environ la moitié du personnel et la moitié des patients sont de nationalité non-suisse, et les patients parlent plus de 70 langues différentes. Il n'est donc pas surprenant que les difficultés de communication interculturelle entre les professionnels de santé et les patients soient courantes.

Au départ, ma mission était formulée de manière assez vague (renforcer les compétences culturelles des soignants) et reflétait une idée un peu floue de ce qu'une anthropologue pouvait apporter à la médecine clinique. J'ai rapidement compris que certains cliniciens voyaient les anthropologues comme des dépositaires de savoirs culturels qui pourraient leur fournir des informations sur les croyances et les comportements de divers groupes ethniques. Mon défi allait donc être de montrer ce que l'anthropologie pouvait réellement apporter aux défis de la communication clinique interculturelle.

## 3. Les défis d'un nouveau « terrain »

Comme tout anthropologue qui découvre un nouveau terrain, j'ai dû d'abord me familiariser avec le langage, les comportements et les valeurs des « autochtones ». Il s'agissait, par exemple, de comprendre comment les HUG définissaient leur mission et leurs valeurs, d'apprendre comment l'hôpital et ses activités étaient organisés, et d'identifier les différentes professions, leurs rôles et leurs règles d'interaction, afin de pouvoir commencer à me faire une idée de la place que je pourrais occuper dans ce paysage. Mes collègues pensent que j'exagère quand je dis que les HUG ont été le terrain le plus exotique que j'ai connu, mais il existe de nombreuses normes implicites dans les cultures médicales et institutionnelles qui ne sont pas évidentes pour les non-initiés (langage technique, styles de communication, connaissances et concepts médicaux, valeurs et priorités, rôles et hiérarchies professionnels, styles d'enseignement et d'apprentissage, etc.)

> “ La médecine, et plus encore l'hôpital, manifestent une culture savante fortement éloignée des significations que vivent ou que peuvent s'approprier une majorité des usagers... (Le Breton, 1995). ”

Mes débuts ont été marqués par une certaine anxiété, alors que je tentais de trouver ma place dans cette institution complexe et définir clairement le cadre anthropologique de mon travail.

La notion de « compétence culturelle » avait commencé à apparaître dans la littérature médicale nord-américaine dans les années 80-90 comme une réponse aux défis de la diversité en médecine, et des initiatives ont été lancées en Amérique du Nord et en Europe pour améliorer les compétences culturelles cliniques des professionnels de la santé (Betancourt *et al.*, 2005 ; De-María *et al.*, 2024). Cependant, la notion de compétence culturelle a suscité de nombreuses critiques des anthropologues (Kirmayer, 2012 ; Carpenter-Song *et al.*, 2007), surtout pour sa supposition qu'une meilleure connaissance des croyances et pratiques culturelles des groupes ethniques et religieux aiderait à surmonter le « décalage culturel » entre les patients et la médecine scientifique occidentale. La culture était confondue avec la race et l'ethnicité, et elle était supposé être fixe et homogène. La culture du patient était considérée comme responsable des difficultés rencontrées, et la pratique biomédicale était perçue comme objective et culturellement neutre. Il existait également une tendance à surculturaliser les difficultés et à ignorer les autres déterminants sociaux de la santé.

Les travaux d'« anthropologie clinique » (Chrisman & Maretzki, 2012 ; Kleinman, 1985 ; Golde & Shimkin, 1980 ; Kleinman *et al.*, 1978), m'offraient d'autres perspectives et pistes. L'anthropologie clinique est apparue dans les années 1970 comme une sous-discipline de l'anthropologie médicale axée sur l'intersection entre l'anthropologie et la pratique clinique. Elle s'intéresse à comment les croyances culturelles, les structures sociales et les perceptions de la maladie influencent l'expérience, le diagnostic et le traitement des problèmes de santé en milieu clinique, et critique la supposition selon laquelle la biomédecine serait culturellement neutre ou universelle, alors qu'elle est en réalité profondément ancrée dans des valeurs et des pratiques culturelles spécifiques (Taylor, 2003).

Ces réflexions m'ont amené à identifier quatre contributions de l'anthropologie médicale autour desquelles je pourrais développer mon travail :

- Une conception plus nuancée de la culture
- Des cadres conceptuels pour mieux comprendre la nature <u>inter</u>culturelle inhérente à la relation soignant/soigné
- Une sensibilisation aux aspects culturels de la médecine et aux enjeux interculturels fréquents en médecine
- L'ethnographie du patient comme approche pratique pour améliorer la compréhension et la communication

> “Ce qui compte, dans le souci d'une approche interculturelle, ce n'est pas de connaître en détail l'infinie variété des cultures, mais d'être conscient de ces variétés et de la manière dont elles peuvent affecter la rencontre avec le patient.”

# 4. L'importance d'aligner mes activités sur les missions de l'hôpital

Définir les 4 axes de travail m'a permis de commencer à identifier des activités concrètes à développer, tout en les alignant sur les trois missions déclarées des HUG : Soigner, Enseigner et Rechercher.

**Missions des HUG : La raison d'être**

HUG Hôpitaux Universitaires Genève

**Soigner :** les HUG répondent aux besoins en soins d'une communauté de plus de 500 000 personnes, auxquelles s'ajoutent des patients d'autres régions suisses et de l'étranger

**Enseigner :** en collaboration avec la Faculté de médecine et les écoles professionnelles, les HUG accueillent chaque année 600 médecins et 800 professionnels de la santé en formation pour assurer la relève.

**Chercher :** les HUG contribuent activement aux progrès de la médecine par une recherche de haut niveau portant à la fois sur les disciplines médicales et soignantes.

## 4.1. Soigner

Afin d'apporter un soutien direct aux professionnels de santé confrontés à des difficultés de communication interculturelle, avec une collègue médecin (formé à la médecine interculturelle) nous avons créé une « Consultation Transculturelle » (CT) (Consultation Transculturelle HUG, consulté le 15.05.25). Nous avons basé notre consultation sur le modèle original du Cultural Consultation Service (CCS) développé par Laurence Kirmayer (Kirmayer *et al.*, 2003) pour améliorer les services de santé mentale. Aux HUG, notre CT est situé dans la Division de médecine de premier recours et répond aux demandes de tous les services hospitaliers. Nous utilisons (et promouvons l'utilisation) de l'ethnographie des patients afin de mieux comprendre et surmonter les défis liés à la communication interculturelle (Dominicé Dao *et al.*, 2018).

À travers mon expérience à la CT, j'ai constaté que les problèmes perçus comme « culturels » étaient souvent dus à des barrières de langue. Bien que le personnel ait accès à des interprètes communautaires, il ne savait pas toujours quand et comment faire appel à eux (Hudelson & Vilpert, 2009). Dans de nombreuses situations, identifier et aborder la barrière de la langue était une première étape nécessaire pour surmonter les difficultés rencontrées.

Au fil du temps, identifier et réduire les barrières de langue est devenu un aspect central de mon travail aux HUG (Hudelson, 2005 ; Hudelson *et al.*, 2013 ; Hudelson *et al.*, 2014 ; Hudelson & Chappuis, 2024. En plus d'enseigner et de mener des recherches sur les barrières linguistiques, j'ai élaboré des directives institutionnelles sur le recours aux interprètes, j'ai créé une page intranet pour l'hôpital contenant des informations pratiques sur l'accès aux interprètes, je réponds aux appels de collègues qui ont besoin d'aide pour accéder à des ressources linguistiques, j'ai mené des projets pilotes pour identifier et tester de nouvelles ressources linguistiques, et je gère les relations des HUG avec les services d'interprètes externes. Bien que cela ne soit pas très « anthropologique » de nature, être une personne-ressource pour les barrières de langue est probablement mon rôle le plus visible aux HUG, et a renforcé ma crédibilité au sein de l'hôpital.

### 4.2. Enseigner

Afin de cibler mes activités d'enseignement, je me suis référé aux objectifs de formation en compétence culturelle clinique largement reconnus (Hudelson & Stalder, 2005). (Table 1). Certains objectifs étaient déjà abordés dans diverses activités de formation, je me suis donc concentré sur l'introduction de concepts anthropologiques pertinents pour la communication interculturelle. Il s'agissait, par exemple, du concept anthropologique de la culture, de la maladie vécue versus la maladie biologique, des modèles explicatifs, de la biomédecine en tant que système culturel, de la communication clinique en tant que rencontre interculturelle par nature, et de l'ethnographie du patient (Hudelson, 2002).

Cependant, l'intégration de l'anthropologie dans le cursus médical n'est pas simple. Le temps disponible dans les programmes peut être limité et précaire, et les sciences sociales sont souvent enseignées dans des blocs isolés plutôt que de manière intégrée dans l'ensemble du programme (Hudelson *et al.*, 2016). Afin de surmonter ces défis, certains auteurs ont proposé des stratégies visant à intégrer l'anthropologie dans le cursus médical, en suggérant des objectifs et des contenus pédagogiques, ainsi que des contextes et des techniques d'enseignement les plus appropriés (Carrese & Marshall, 2000 ; Martinez & Wiedman, 2021).

Développer des activités de formation continue peut être plus facile. Elles sont souvent sur demande et répondent donc aux intérêts et à la curiosité des professionnels de la santé, en lien direct avec leur travail. Le contexte de la formation continue offre l'occasion de démontrer l'application pratique de l'anthropologie à la médecine clinique. Dans mon expérience aux HUG, j'ai pu traiter des sujets aussi variés que le regard anthropologique sur divers problèmes de santé, les chocs culturels en médecine, la confiance dans les consultations avec interprète, les techniques de collaboration avec les interprètes, et l'ethnographie des patients.

### 4.3. Rechercher

Le développement et la participation à des projets de recherche aux HUG m'ont permis de mieux comprendre les cultures médicale et institutionnelle. Mes premières études m'ont aidé à entrer en contact avec les soignants, les interprètes et les patients, à comprendre le contexte des défis de la communication interculturelle (Hudelson, 2006 ; Junod Perron & Hudelson, 2005), et à identifier les besoins (Hudelson *et al.*, 2011). Le fait de développer un axe de recherche autour d'un sujet pertinent pour la pratique clinique a renforcé mon identité et mon rôle à l'hôpital.

Quand je suis arrivée aux HUG, il y avait peu de collègues avec une formation ou une expérience en recherche qualitative, et j'étais souvent contactée par des professionnels de la santé qui cherchaient des conseils sur la conduite d'études qualitatives. En plus d'apporter un soutien direct aux chercheurs débutants, j'ai proposé des colloques d'introduction à la recherche qualitative et j'ai créé un réseau informel de collègues intéressés par la recherche qualitative. Nous nous réunissions plusieurs fois par année pour discuter de projets en cours, partager des conseils et des informations. Parfois, j'ai accepté de collaborer sur des projets de recherche initiés par des collègues, qui me permettaient d'approfondir ma compréhension des cultures médicales et institutionnelles (Hudelson *et al.*, 2008 ; Muller-Juge *et al.*, 2014 ; Escher *et al.*, 2019).

## 5. L'importance du contexte et de ses opportunités

En décrivant mon parcours professionnel aux HUG, il est important de souligner que mon rôle et mes activités ont été grandement facilitée par le contexte local et international particulier au moment de mon embauche. En tant qu'hôpital public, les HUG ont une longue histoire dans la prise en charge des populations vulnérables, mais avec la diversité croissante de la population, les défis se sont multipliés. Aux niveaux national et international, la diversité croissante des populations avait conduit à la mise en place de nombreuses initiatives visant à promouvoir l'accès aux soins pour les patients d'origines diverses (Bischoff *et al.*, 2009 ; OFSP, consulté le 15.05.25 ; Healthy Diversity Project, consulté le 15.05.25) et qu'on a pu utiliser comme leviers pour développer des activités aux HUG.

Avec d'autres collègues, nous avons créé un réseau interdépartemental et interprofessionnel au sein des HUG (« Réseau Santé pour Tous ») qui avait comme mission de renforcer la capacité de l'hôpital à assurer la qualité des soins à des patients de plus en plus diversifiés sur le plan social, culturel et linguistique (HUG Réseau Santé pour Tous, consulté le 15.05.25). Nous avons été inspiré par le projet Migrant Friendly Hospital-EU, et ont obtenu un financement pour nos activités de l'Office Fédérale de la Santé Publique (Suisse) dans le cadre de leur Stratégie Nationale Migration et Santé, qui a été lancé en 2002 et qui a conduit à la création du Swiss Health Network for Equity (Swiss Health Network for Equity, consulté le 15.05.25).

> “La culture institutionnelle comprend la vision, les valeurs, les normes et les règles de comportement (explicites et implicites) qui sont considérées comme valables et qui sont transmises aux nouveaux membres par différents processus de socialisation → « *La façon dont les choses se font ici* ».”

Notre objectif était de renforcer la *culture institutionnelle* (Hudelson, 2004) autour de la prise en charge de la diversité, à travers des activités visant à :

- Renforcer la visibilité de l'engagement de l'institution en matière de gestion de la diversité (directives, ressources mises à disposition, etc.)
- Définir, transmettre et normaliser les « bonnes pratiques » en matière de prise en charge de la diversité et
- Adapter les systèmes et les procédures afin de faciliter les bonnes pratiques.

Le fait de participer à de telles initiatives visant à améliorer la qualité et l'équité dans les soins, et de collaborer avec des collègues cliniciens sur divers projets (souvent peu « anthropologiques »), m'a aidé à trouver ma place à l'hôpital, et à apporter des contributions de l'anthropologie.

## 6. Conclusion

La formation en anthropologie offre de nombreuses compétences qui peuvent être mises à profit en médecine. Les approches ethnographiques peuvent aider à contextualiser les comportements et à identifier les obstacles systémiques aux soins ; la sensibilité aux différences culturelles peut aider les professionnels de la santé à naviguer entre les diverses normes culturelles et les défis éthiques ; les compétences en recherche et d'analyse peuvent aider à identifier les besoins et à traduire les conclusions en politiques ou en changements de procédures. Bien que j'aie principalement axé mon travail sur les défis de la communication interculturelle, l'anthropologie a beaucoup à offrir à de nombreux problématiques en médecine, par exemple les technologies médicales, la prise de décision médicale, la collaboration interprofessionnelle, la bioéthique, l'expérience des patients des soins, etc.

Pour les anthropologues travaillant dans les hôpitaux, le défi consiste à démontrer les contributions pratiques de l'anthropologie et à obtenir la reconnaissance et la valorisation de la pratique anthropologique. Nous devons rendre nos perspectives anthropologiques pertinentes aux besoins de l'hôpital, démontrer leur applicabilité à la pratique médicale et trouver des moyens d'assurer un engagement et un impact durables. Et enfin, nous devons veiller à renforcer notre identité professionnelle au sein de l'anthropologie pour éviter l'isolement professionnel.

## Bibliographie

Baba, M. L. (1994). « The Fifth Subdiscipline : Anthropological Practice and the Future of Anthropology », *Human Organization*, 53(2), 174–86.

Betancourt, J. R. *et al.* (2005). « Cultural competence and health care disparities : key perspectives and trends », *Health Affairs*, 24(2), 499-505.

Bischoff, A. *et al.* (2009). « Migrant-friendly hospitals : a European initiative in an age of increasing mobility », *World Hospitals and Health Services*, 45(3), 7.

Carpenter-Song, E. A. *et al.* (2007). « Cultural competence reexamined : Critique and directions for the future », *Psychiatric Services*, 58.10, 1362-1365.

Carrese, J. A., Marshall, P. A. (2000). « Teaching anthropology in the medical curriculum », *The American Journal of the Medical Sciences*, 319(5), 297-305.

Chrisman, N., Maretzki, T. (eds) (2012). *Clinically applied anthropology : Anthropologists in health science settings*, vol. 5, Springer Science & Business Media.

Consultation Transculturelle aux HUG ; <https://www.hug.ch/consultation-transculturelle-interpretariat/consultation-transculturelle>, [accessed 15.05.25]

Coreil, J. (1190). « The evolution of anthropology in international health », in Coreil J., Mull J. D. (eds), *Anthropology and primary health care*, Boulder (CO) : Westview Press, 3-27.

De-María, B. *et al.* (2024). « Cultural competence interventions in European healthcare : A scoping review », *Healthcare*, vol. 12, n° 10, MDPI.

Dominicé Dao, M. *et al.* (2018). « The relevance of clinical ethnography : reflections on 10 years of a cultural consultation service », *BMC Health Services Research*, 18, 1-11.

Escher, M. *et al.* (2019). « Admission to intensive care : a qualitative study of triage and its determinants », *Health Services Research*, 54(2), 474-483.

Golde, P., Shimkin D. B. (1980). « Clinical anthropology-an emerging health profession ? », *Medical Anthropology Newsletter*, 1980, 12(1), 15-16.

Gove, S. & Pelto, G. H. (1993). « Focused ethnographic studies in the WHO Programme for the control of acute respiratory infections », *Medical anthropology,* 15(4)n 409-424.

Junod Perron, N., Hudelson, P. (2005). « How do junior doctors working in a multicultural context make sense of somatisation ? », *Swiss Medical Weekly*, 135(3132), 475-475.

Healthy Diversity Project ; <https://healthydiversity.eu/>, [accessed 15.05.25]

Hudelson, P. (2006). « Contextualizing cultural competence training of residents : results of a formative research study in Geneva, Switzerland », *Medical Teacher*, 28(5), 465-471.

Hudelson, P. (2005). « Improving patient-provider communication : insights from interpreters », *Family practice*, 22 (3), 311-316.

Hudelson, P. (2004). « Culture and quality : an anthropological perspective », *International Journal for Quality in Health Care*, 16 (5), 345-346.

Hudelson, P. (2002). « Que peut apporter l'anthropologie médicale a la pratique de la médecine ? », *Médecine et Hygiène*, 1775-1780.

Hudelson, P. (1996). « Gender differentials in tuberculosis : the role of socio-economic and cultural factors », *Tubercle and lung disease*, 77(5), 391-400.

Hudelson, P. *et al.* (2016). « The challenges of integrating cultural competence into undergraduate medical curricula across Europe : experience from the C2ME "Culturally competent in medical education" project », *MedEdPublish*, 5, 10.

Hudelson, P. *et al.* (2014). « A "migrant friendly hospital" initiative in Geneva, Switzerland : evaluation of the effects on staff knowledge and practices », *PloS One*, 9(9), e106758.

Hudelson, P. *et al.* (2013). « Quality in practice : integrating routine collection of patient language data into hospital practice », *International journal for quality in health care*, 437-442.

Hudelson, P. *et al.* (2011). « Self-assessment of intercultural communication skills : a survey of physicians and medical students in Geneva, Switzerland », *BMC Medical Education*, 11, 1-9.

Hudelson, P. *et al.* (2008). « What is quality and how is it achieved ? Practitioners' views versus quality models », *BMJ Quality & Safety*, 17(1), 31-36.

Hudelson, P. *et al.* (1999). « Dietary patterns in a rural area of Ghana and their relevance for vitamin A consumption », *Ecology of food and nutrition*, 38(2), 183-207.

Hudelson, P. *et al.* (1994). « Improving the home management of childhood diarrhoea in Bolivia », *International Quarterly of Community Health Education*, 15(1), 91-103.

Hudelson, P., Chappuis, F. (2024). « Using voice-to-voice machine translation to overcome language barriers in clinical communication : an exploratory study », *Journal of General Internal Medicine*, 39(7), 1095-1102.

Hudelson, P., Stalder, H. (2005). « Diversité socioculturelle et formation médicale », *Revue Médicale Suisse*, 2214.

Hudelson, P., Vilpert, S. (2009). « Overcoming language barriers with foreign-language speaking patients : a survey to investigate intra-hospital variation in attitudes and practices », *BMC Health Services Research*, 9, 1-9.

HUG Key Figures 2024. https://www.hug.ch/en/facts-figures-and-dates [accessed 15.05.25]

HUG Réseau Santé pour Tous ; <https://www.hug.ch/reseau-sante-pour-tous>, [accessed 15.05.25]

Kendall, C. *et al.* (1991). « Urbanization, dengue, and the health transition : anthropological contributions to international health », *Medical Anthropology Quarterly*, 5(3), 257-268.

Kleinman, A. (1985). « Interpreting illness experience and clinical meanings : how I see clinically applied anthropology », *Medical Anthropology Quarterly*, 16(3), 69-71.

Kleinman, A., Eisenberg, L., Good, B. (1978). « Culture, illness, and care : clinical lessons from anthropologic and cross-cultural research », *Annals of internal medicine,* 88(2), 251-258.

Kirmayer, L. J. (2012). « Rethinking cultural competence », *Transcultural Psychiatry*, 49(2), 149-164 ; <doi:10.1177/1363461512444673>.

Kirmayer, L. J. *et al.* (2003). « Cultural consultation : A model of mental health service for multicultural societies. », *The Canadian Journal of Psychiatry*, 48(3), 145-153.

Le Breton, D. (1995). « Processus identitaires et pratiques médicales. L'interculturel à l'hôpital », *Bulletin de psychologie*, 48(419), 271-277.

Martinez, I. L., Wiedman, D. W. (2021). *Anthropology in Medical Education*, Springer International Publishing.

Muller-Juge, V. *et al.* (2014). « Interprofessional collaboration between residents and nurses in general internal medicine : a qualitative study on behaviours enhancing teamwork quality », *PloS One*, 9(4), e96160.

OFSP. Programme Migration et santé 2002-2017 ; <https://www.bag.admin.ch/bag/fr/home.html>, [accessed 15.05.25]

Pelto, P. J. *et al.* (1981). « Applied Anthropology at Connecticut : New Approaches to Applied Social Science », *Practicing Anthropology*, 3(3), 7-39.

Swiss Health Network for Equity ; <https://www.bag.admin.ch/bag/fr/home/strategie-und-politik/nationale-gesundheitsstrategien/gesundheitliche-chancengleichheit/chancengleichheit-in-der-gesundheitsversorgung/swiss-hospitals-for-equity.html>, [accessed 15.05.25]

Taylor, J. S. (2003). « Confronting “culture” in medicine’s “culture of no culture” », *Academic Medicine,* 78(6), 555-559.

The NAPA Toolkit of Professional Anthropology ; <https://practicinganthropology.org/practice/the-toolkit-of-a-good-professional-anthropologist/> [accessed 15.05.25]

# 2. VERS UNE MEILLEURE COMPRÉHENSION DE LA COLLABORATION INFIRMIÈRE-MÉDECIN : PERSPECTIVES DE L'ANTHROPOLOGIE MÉDICALE ET DE LA SANTÉ

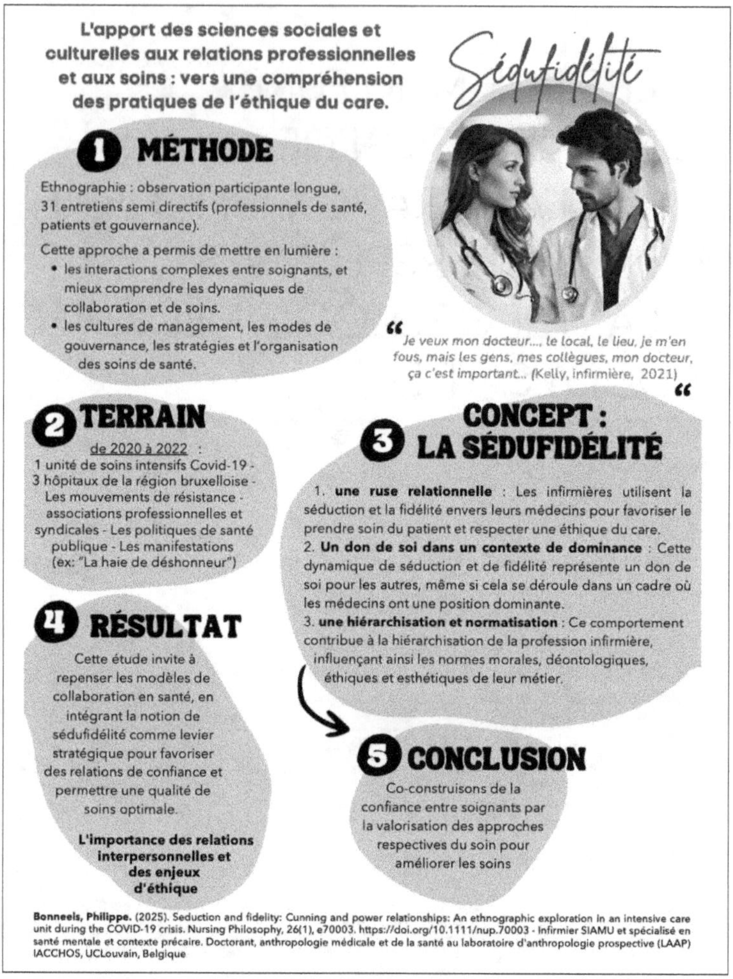


Affiche réalisée par Philippe Bonneels pour la 2e Journée Scientifique du Master en Sciences Infirmières et présentée le 25 mars 2025 à Namur.

# BIOGRAPHIE DES AUTEURS

**Laurence Pourchez** : Laurence Pourchez. Anthropologue, docteur de l'EHESS en ethnologie et en anthropologie sociale, habilitée à diriger des recherches en anthropologie. Elle est associée aux travaux de l'UMR 5145 du CNRS, Museum National d'Histoire Naturelle, Paris. Laurence Pourchez mène depuis près de quinze années ses recherches dans la zone ouest de l'océan Indien, notamment dans les Mascareignes (Réunion, Maurice Rodrigues). Ses thématiques d'études sont les phénomènes de créolisation, l'enfance et la famille (notamment par l'étude de la première partie du cycle de vie), les savoirs traditionnels associés aux conduites thérapeutiques, le rapport à la nature, les différents modes d'écriture de la recherche, l'épistémologie réflexive. Elle a obtenu, pour ses publications audiovisuelles, plusieurs prix dont le grand prix du festival international du film de chercheur, catégorie CD-Rom, à Nancy, en 2000.

**Laurent Marty** : Anthropologue de la santé, UCA (Université Clermont Auvergne) et indépendant. Titulaire d'un doctorat en Anthropologie sociale et culturelle et d'un doctorat en Histoire contemporaine. Formation à la psychanalyse et en psychosociologie, j'interviens et j'enseigne auprès des acteurs de la Santé qui souhaitent développer une démarche anthropologique dans leur activité.

**Antoine Laugrand** : Ph.D. Chercheur postdoctoral, Université d'Ottawa. Chercheur associé, UCLouvain. Antoine Laugrand est anthropologue titulaire d'un PhD en Science politique et sociale (UCLouvain, 2023). Ses recherches s'intéressent aux mouvements autochtones, aux droits fonciers, à la propriété, et aux questions de santé et pratiques rituelles en Asie du Sud-Est et dans l'Indo-Pacifique, en particulier aux Philippines. En équipe avec des anthropologues et des Autochtones, il a coédité une série de onze volumes *verbatim* bilingues et copublié une série d'articles sur les relations avec les chevaux, les cochons, les oiseaux, les serpents et les chauves-souris chez les Blaan, les Alangan et les Ibaloy. Sa monographie *Des nomades à l'arrêt* a été publiée chez Academia en 2021. Il est également coauteur de la monographie *Des voies de l'ombre. Quand les chauves-souris sèment le trouble*, publié au Muséum national d'Histoire naturelle de Paris en 2023.

**Cassian Minguet** : Président du master de spécialisation en médecine générale – Responsable du Centre Académique de Médecine générale (CAMG) – Faculté de médecine et médecine dentaire – UCLouvain. Après avoir obtenu son diplôme de Docteur en médecine, Chirurgie et Accouchements à l'UCLouvain en juillet 1985, le Docteur Cassian Minguet s'installe dans son village natal, Aywaille, comme médecin généraliste. En 2000, il rejoint l'équipe du Centre académique de médecine générale (CAMG) comme maitre de conférences invité. En 2009, il suit un DIU de pédagogie médicale à Paris V. En 2017, il est nommé chargé de cours et devient le responsable du CAMG. Durant son mandat au CAMG, il développe le master de spécialisation en médecine générale, d'une durée de 3 ans (180 crédits), axé sur des stages pratiques et un enseignement modulaire. Il est coordinateur du cours à option « culture, création et pratique médicale » donné en baccalauréat de médecine à l'UCLouvain et coordinateur de l'enseignement du secteur médecine générale en Master 2. Il continue une pratique à temps partiel comme médecin généraliste, au sein d'un cabinet de groupe, dans son village. Ses travaux de publications portent sur la pédagogie en médecine générale, en particulier sur les notions de flexibilité et de décision médicale partagée.

**Olivier Servais** : SSH/ESPO : Faculté des sciences économiques, sociales, politiques et de communication, SSH/ESPO/PSAD. /École des Sciences politiques et sociales/ Louvain School of Political and Social Sciences. SSH/IACS : Institute for the Analysis of Change in Contemporary and Historical Societies (IACS). Professeur ordinaire d'anthropologie et depuis 2019 doyen de la Faculté des sciences économiques, politiques, sociales et de communication de l'Université de Louvain (UCLouvain). Il enseigne également à l'Institut des Arts de Diffusion de Louvain-la-Neuve. Historien et anthropologue, il a mené des travaux de terrain et de recherche documentaire au Canada, aux États-Unis, aux Philippines, à l'île Maurice, en France, en Belgique et dans des mondes numériques. Il a travaillé avec des médecins et des personnels de soin en formation à M.S.F. ou dans le cadre d'un certificat universitaire sur la santé mentale en contexte social. Dans ses recherches actuelles, il étudie les imaginaires des mondes virtuels, la sociabilité en ligne, y compris les rites, la socialisation des jeunes, leur santé mentale, les dépendances digitales, les résistances par le digital ou au digital, et l'organisation des groupes numériques à la marge.

**Sarah Sandré** : Phd en histoire des sciences et techniques contemporaines, laboratoire IRIS (UMR 8156) et Responsable juridique à la direction de la recherche, de l'innovation et des maladies rares de l'AP-HP Sorbonne Université. Docteure en histoire des sciences et des techniques contemporaines et juriste, Sarah Sandré est responsable juridique à la Direction de la recherche, de l'innovation et des maladies rares de l'AP-HP Sorbonne Université. Elle coordonne également le groupe de travail de jeunes chercheur.e.s « santé numérique » du réseau des jeunes chercheurs de la Maison des sciences de l'homme Paris Nord depuis juin 2022 (date de création du groupe de travail).

**Philippe Bonneels** : PhD candidate en anthropologie médicale et de la santé. UCLouvain, IACCHOS, LAAP, CAMG. Je suis un praticien chercheur passionné par l'anthropologie des systèmes symboliques, des rapports de pouvoir, ainsi que par l'anthropologie médicale et de la santé. Je suis aussi infirmier spécialisé en soins intensifs et urgences, santé mentale et santé communautaire. J'ai principalement travaillé comme urgentiste et intensiviste dans un centre universitaire « trauma-center » en Suisse et en Belgique. J'ai également exercé dans le domaine de la santé communautaire et mentale, principalement en Océanie, mais aussi à Bruxelles. J'ai ensuite collaboré à des programmes de santé publique sur la première ligne Belge. J'ai pratiqué comme soignant pendant 8 ans en Suisse, Océanie et Asie, et une dizaine d'années en Belgique avant de me lancer dans un cursus en anthropologie. En tant que chercheur, je me concentre sur les enjeux contemporains en santé, avec un intérêt particulier pour les modèles alternatifs au système dominant, la collaboration et la démocratie en santé. Mes recherches s'efforcent d'ouvrir de nouvelles perspectives en anthropologie de la santé.

**Aline Sarradon-Eck** : Médecin et anthropologue, chercheure associée au SESSTIM – UMR1252 – Université Aix-Marseille/Inserm/IRD : Aline Sarradon-Eck a exercé la médecine générale durant plusieurs années. Elle a soutenu sa thèse d'anthropologie en 2000 sur l'interprétation profane de la maladie en France, et se consacre depuis à la recherche en anthropologie de la santé. Ses travaux ont porté sur l'analyse des logiques sociales et culturelles qui sous-tendent les conduites et les pratiques des individus, qu'ils soient professionnels de santé ou usagers du système de soin, dans les champs de la médecine générale, de la prise en charge du cancer, de la santé mentale, et des soins palliatifs. Co-fondatrice de la revue *Anthropologie & Santé. Revue internationale francophone d'anthropologie de la santé* (http://anthropologie-sante.revues.org), elle en a été la co-rédactrice en chef de

2010 à 2020, et est actuellement Directrice de publication de la revue.

**Naajiyah Kathrada** : Médecin généraliste pratiquant à Bruxelles, formée à l'UCLouvain, elle exerce auprès de publics en situation d'exil, de précarité et de vulnérabilité. Elle travaille notamment au centre médical des Oliviers (Molenbeek-Saint-Jean), à l'Office de la Naissance et de l'Enfant (ONE), avec l'ASBL Constats pour les demandeurs d'asile victimes de torture, ainsi qu'avec Médecins Sans Frontières. Elle a suivi la première édition du certificat interuniversitaire en anthropologie médicale à l'UCLouvain, où elle a mené un travail de recherche sur les dilemmes éthiques rencontrés par les médecins dans ces lieux de privation de liberté. Elle s'inscrit dans une démarche clinique ancrée dans l'écoute, la réflexivité et la reconnaissance des déterminants sociaux de la santé.

Son travail de fin de spécialisation en médecine générale portait sur le thème du « chemsex », au croisement de la clinique, de l'éthique et de l'anthropologie. Il a été sélectionné pour le Prix du Généraliste 2025 et a donné lieu à un atelier réflexif destiné à sensibiliser les professionnels de santé à cette pratique. À partir de 2025, elle entame une thèse de doctorat à l'UCLouvain sur l'intégration des thérapies assistées par psychédéliques dans un cadre clinique et éthique en Belgique, dans l'optique d'allier recherche, soin et transmission.

**Simon Lemaire** : Docteur en sciences sociales et politiques (sociologie) (UNamur ; Centre Max Weber) : chercheur et coordinateur du Réseau nomade. Simon Lemaire est docteur en sociologie et développe une approche ethnographique autour de la question de la participation politique et citoyenne des personnes vulnérables. Sa recherche doctorale a concerné des groupes de patient·e·s et proches vivant avec de la maladie d'Alzheimer ou démences apparentées. Dans le cadre de son assistanat, il a dispensé des travaux pratiques et des cours de sociologie, philosophie et méthodes de recherches en sciences sociales. Il continue actuellement ses travaux dans le cadre d'un projet de recherche participative au sujet des droits des personnes en situation de handicap; il est également coordinateur d'un réseau santé au sujet de la participation dans le secteur associatif social-santé bruxellois.

**Catherine Dans** : Enseignante à HELMo – Chercheuse dans le domaine du Patient Partenaire IRSS/UCLouvain – Coordinatrice de la Formation continue « Motivation » – Collaboratrice de l'Université de Liège – Formatrice en Santé. APFISCo Infirmière spécialisée en Santé communautaire – Master en santé publique – Doctorante : partenariat patient.

**Marilyne Peyroche** : Patiente partenaire – responsable du partenariat patient, Centre Médico-chirurgical des Massues, Lyon (France). De patiente à soignante, Marilyne est une femme embarquée et engagée en santé. Née avec un handicap moteur, elle parcourt et observe le système de santé pendant de nombreuses années avant de devenir elle-même une soignante convaincue de la valeur de l'expérience et des connaissances des patients, de leur famille et de leurs proches. Pendant plus de dix ans, elle exerce comme aide-soignante et infirmière en gériatrie et en psychiatrie, tout en se formant à diverses thérapies alternatives et complémentaires pour améliorer son bien-être personnel et la qualité des soins qu'elle prodigue. En 2021, elle devient patiente partenaire et thérapeute libérale grâce au soutien des professionnels qui l'ont entourée depuis son enfance. Elle a alors des missions d'accompagnement individuel et collectif ainsi que des demandes d'enseignements afin de sensibiliser et d'informer les professionnels de la santé. En 2022, elle collabore avec les Instituts de formation de la Croix-Rouge Compétence de Saint-Étienne et de Lyon pour créer un enseignement sur le thème du partenariat avec les patients et les familles. De fil en aiguille, toutes ces expériences l'ont amenée à occuper depuis septembre 2023, le double rôle de patiente partenaire au CHUSE de Saint-Étienne et de responsable du partenariat avec les patients et les familles au Centre médico-chirurgical de réadaptation des Massues, à Lyon.

**Patricia Hudelson** : PhD – Anthropologue médicale : Consultation transculturelle et interprétariat – Département de médecine de premier recours – Hôpitaux Universitaires de Genève – Chargée de cours, Faculté de médecine, Université de Genève. Patricia Hudelson est d'origine américaine et docteure en anthropologie médicale.

# TABLE DES MATIÈRES

www.ingramcontent.com/pod-product-compliance
Lightning Source LLC
LaVergne TN
LVHW050641051026
849532LV00002B/469